新安医学特色系列教材

新安医学内科精选

（供中医学类、中西医结合类专业用）

主　审　黄传兵

主　编　程晓昱

副主编　葛　岚　程悦耕　李忠志

编　者　（以姓氏笔画为序）

于东东（安徽中医药大学第一附属医院）

朱振鹏（安徽中医药大学第一附属医院）

李忠志（安徽中医药大学第一附属医院）

张蓓蓓（安徽省肥西县中医院）

盛　晟（上海中医药大学附属曙光医院安徽医院）

商娟娟（安徽中医药大学第一附属医院）

葛　岚（安徽中医药大学第一附属医院）

蒋文君（安徽中医药大学第一附属医院）

程　丹（安徽中医药大学第一临床医学院）

程晓昱（安徽中医药大学第一附属医院）

程悦耕（安徽省黄山市中医院）

秘　书　许文君（安徽中医药大学第一临床医学院）

胡延航（安徽中医药大学第一临床医学院）

李允深（上海中医药大学）

中国健康传媒集团
中国医药科技出版社

内 容 提 要

本教材是"新安医学特色系列教材"之一，系统总结了新安医家对内科疾病的病因、病机、诊断、治疗等的认识和经验。全书分绪论和各论两部分。绪论首先介绍了新安医学内科的概况和特点，各论详细阐述肺系、心系等系列 39 个病证。全书内容丰富、文字精练、评析精辟，融科学性与实用性为一体。本教材主要供高等院校中医学类专业师生使用，亦可作为其他医学从业者、中医爱好者的参考用书。

图书在版编目（CIP）数据

新安医学内科精选 / 程晓昱主编 . –– 北京：中国
医药科技出版社，2024.7. ––（新安医学特色系列教材）.
ISBN 978–7–5214–4756–9

Ⅰ. R25

中国国家版本馆 CIP 数据核字第 202492DV59 号

美术编辑 陈君杞

版式设计 友全图文

出版　**中国健康传媒集团** | 中国医药科技出版社

地址　北京市海淀区文慧园北路甲 22 号

邮编　100082

电话　发行：010–62227427　邮购：010–62236938

网址　www.cmstp.com

规格　787 × 1092mm $\frac{1}{16}$

印张　8

字数　189 千字

版次　2024 年 7 月第 1 版

印次　2024 年 7 月第 1 次印刷

印刷　北京京华铭诚工贸有限公司

经销　全国各地新华书店

书号　ISBN 978–7–5214–4756–9

定价　**45.00 元**

获取新书信息、投稿、
为图书纠错，请扫码
联系我们。

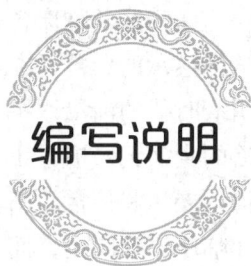

新安医学是中国传统医学中文化底蕴深厚、流派色彩明显、学术成就突出、历史影响深远的重要研究领域，是徽学的重要组成部分。作为"程朱阙里""理学故乡""儒教圣地"的徽州是一片盛产"文明"的土地，新安医学正是这一文化土壤的不朽产物，在中国医学史上写下了灿烂的篇章，对中医学的发展作出了巨大贡献。

新安医学以历史悠久、医家众多、医著宏富而著称于世。据考证，自宋迄清，见于资料记载的新安医家达800余人，其中在医学史有影响的医家达600多人，明清两代更是新安医学鼎盛时期，故有中医人才"硅谷"之称。

医著方面，据《新安医籍考》所载新安医家共编撰中医药学术著作800余部。如南宋张杲《医说》，是我国现存最早的医史传记类著作；明代吴崑《医方考》是我国第一部注释方剂的专著；江瓘《名医类案》是我国第一部研究和总结历代医案的专著；方有执《伤寒论条辨》开错简流派之先河；清代郑梅涧《重楼玉钥》是我国第一部喉科专著。在近代中医所推崇的"全国十大医学全书"之中，出自新安医家的就有明代徐春甫《古今医统大全》、清代吴谦《医宗金鉴》和程杏轩《医述》3部。此外，明代孙一奎《赤水玄珠》，陈嘉谟《本草蒙筌》，清代汪昂《汤头歌诀》《本草备要》，程国彭《医学心悟》，吴澄《不居集》以及迁徙苏州的叶天士《临证指南医案》，都是临证习医者的必备参考书，被中医高等院校编入教材。

新安医家在医学理论、临床医学和药物学等方面皆多有建树，一些学说已成为当代中医理论的重要组成部分。如明代汪机融李东垣、朱丹溪之学而发明"营卫一气"说，提出了"调补气血，固本培元"的思想，开新安温补培元之先河，并最先提出"新感温病""阴暑"说，在外科上主张"以消为贵，以托为畏"。孙一奎临证体验到生命"活力"的重要性，用"太极"对命门学说进行阐发，创"动气命门"说，揭开了命门学说指导临床的新篇章。方有执大胆将《伤寒论》整移编次，创"错简重订"说，开《伤寒论》错简派之先河，揭开伤寒学派内部争鸣的序幕。吴澄专门研究虚损病证，创"外损致虚"说，与叶天士"养胃阴说"相得益彰；余国珮创万病之源、"燥湿为本"说，皆当时"医家病家从来未见未闻"之学术见解。郑梅涧创论治白喉"养阴清肺"说；程国彭《医学心悟》总结"八字辨证"说，创立"医门八法"说；汪昂《本草备要》《汤头歌诀》创"暑必夹湿"说，是对王纶治暑之法"宜清心利小便"的重要发挥，为叶天士以后的暑病治疗建立了基本原则。

新安医学临床各科更是名医辈出。数十家世代相传的"家族链"享誉各方，成为中医学术继承的典范。在数百种现存的临床专著中所提出的精辟见解、理论和方法，均代表了明清时代的前沿水平。新安医家的临床经验集中反映在数十部医案专著中，数百种疾病诊治的真实记录成为不可多得的珍贵财富。新安医家的学术思想通过丰富、生动的医论医话得以展示和传播。新安医家创造性地提出方剂分类理论，创制众多历验不爽的新方至今仍在临床广为应用，而对中药精辟阐发的本草著作传播极为广泛。

新安医学众多医家各抒己见，兼收并蓄，形成了众多的学派，主要有明代汪机开创的"温补培元"派，方有执为代表的《伤寒论》的"错简重订"派，清代郑梅涧为代表的"养阴清润"派，叶天士为代表的"时方轻灵"派，汪昂为代表从事医学科学普及的"医学启蒙"派，以及经典注释家中的"改革创新派"等。一些学术派别已成为当代中医各家学说的重要一支，是中医学宝库中不可分割的重要组成部分。

为了更好地传承创新发展新安医学，我们组织编写"新安医学特色系列教材"，力求做到短小精练，易教易学。"新安医学特色系列教材"涉及新安医家学术、医案、医话、医论、方药、针灸以及内、外、妇、儿、五官各科，是在原始文献基础上的一次关于新安医学学术特色和临床成就的集中总结和提炼。《新安医学导论》《徽文化概论》从总体上对新安医学及其文化基础进行介绍。《新安医学学术思想》对新安医家群体的学术思想进行提炼，理论联系实际，阐发学术特点，突出临床应用。《新安医学医案精选》纲目明细，突出新安医家的独特治验和用药风格，使新安医家临床经验更易于师法。《新安医学医论医话精选》对一些医论医话进行精选，介绍一批优秀的新安医家原创经典之论。《新安医学方药精选》介绍新安医家在方剂和药物学方面显著成就，突出介绍原创方剂。《新安医学内科精选》详细介绍了新安医家对内科疾病的病因、病机、诊断、治疗等方面的经验。《新安医学外科精选》集中展现了新安医家在外科和骨伤科领域的临床成就。《新安医学妇科精选》系统整理了新安医家的妇科临证经验。《新安医学儿科精选》对新安医家儿科成就进行了精辟的介绍；《新安医学五官科精选》介绍了新安医学五官科临床创新的独到特色。新安针灸医家的学术特点和成就在《新安医家针灸学说》中得到系统的介绍。而《新安医学概论》（上、下）则是适合于普通班教学的浓缩本。"新安医学特色系列教材"的编写，对培养真正的具有新安医学特色的高素质中医人才，将具有重大意义。

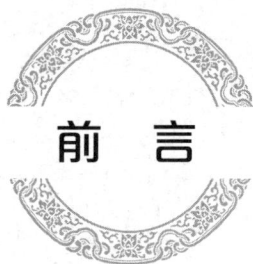

前 言

《新安医学内科精选》是"新安医学特色系列教材"之一，源于"教育部特色专业"——中医学专业新安医学特色教育和"新安医学教学改革试点班"的校内自编教材，是"特色专业"教学内容、教学方法改革的重要组成部分。

新安医学内科是一门具有新安医学特色的临床学科，《新安医学内科精选》系统总结了新安医家对内科疾病的病因、病机、诊断、治疗等的认识和经验，总结了新安医家多年来形成的学术思想。本书引用大量的新安医学文献资料，力求做到重点突出、源流清晰和特色鲜明。

本教材分绪论和各论两大部分，绪论部分首先介绍了新安医学内科的概况和特点，包括新安医学内科医家及其著作情况，以及新安内科源远流长的家族链、师承链。其次，在新安医学内科的特色学术思想中，主要列举了新安医家重视"营气""脾阴""命门"等学术思想及其在临床中的应用。最后，介绍了新安医学内科的临床特色，如新安医家对病因病机的独到认识，对治则、治法的深刻见解以及在临床辨证论治中的特色。各论部分则分七章，按系统进行论述：肺系病证、心系病证、脾胃病证、肝胆病证、肾系病证、气血津液病证、肢体经络病证，共39个内科病证。每个病证均按病因病机认识、病证诊断鉴别、治疗原则发挥及临床证治经验举例进行阐述。本教材特点是内容丰富、文字精炼、评析精辟，取材具有广、真、精、实的特点，融科学性与实用性为一体。

本教材统稿由主编程晓昱，副主编葛岚、程悦耕、李忠志共同完成。具体编写分工如下：绪论由葛岚、张蓓蓓编写，肺系病证由商娟娟编写，心系病证由程丹编写，脾胃病证由朱振鹏编写，肝胆病证由蒋文君编写，气血津液病证由盛晟编写，肾系病证和肢体经络病证由于东东编写。程晓昱、程悦耕最终统稿。秘书许文君、胡延航、李允深进行汇总校对。

限于编写经验、编者水平，书中难免存在不足之处，殷切希望广大读者提出宝贵意见。

编 者
2024 年 4 月

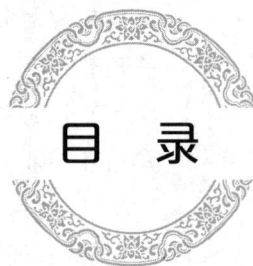

目 录

绪 论

各 论

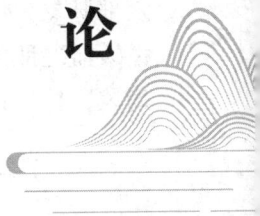

新安内科是新安医学的重要组成部分，是汇集新安医家临床经验最多的一门学科。该学科研究内科疾病的病因、病机、诊断、治疗，渗透着新安医家在理、法、方、药诸多方面的独到见解，在临床学科中占有重要的地位。

一、新安内科的概况和特点

（一）新安医学内科医家众多、医著鸿富

1.临床医家众多，内科功底深厚　新安医家众多，除部分术业有专攻之外，大多有深厚的内科功底。新安内科在中医学发展史上占有相当重要的地位，很多医家在内科领域都有较大贡献，他们或家传世袭，或广拜名师，或发奋自学，有建树者，数以百计。他们的学术思想和临床经验对后世医家有着重要的影响。如宋代张扩，歙县人，学医于庞安时，曾至汴梁行医，为范仲淹之子和王安石之女治病，名闻于开封洛阳。吴源，休宁人，民间称之为"神医"，后被朝廷封为御医，又晋为"翰林医官"。

2.大型综合医籍，内科系统全面　新安医家编撰了大批在内科领域中具有重要指导价值的学术著作，其中有的是大型综合性医籍，有的是流传极广的专著，有的则是含有大量内科诊疗经验的医案，还有更为多见、数以百计的方论类书，均讨论了大量的内科问题。如徐春甫《古今医统大全》为"中国十大医学全书"之一，其中内科诸病皆从分析病机、审查脉候、确定治则、选用方药四步着手，全面系统，条理井然。吴谦《医宗金鉴》也是"中国十大医学全书"之一，其中《杂病心法要诀》详论内科40余种疾病，七言成诀，言简意赅，全面系统，易记易诵。《医宗金鉴》集诸家精华，无门户之见，内容丰富，议论精确，为清朝太医院教授内科的主要教材。

3.专著内容简明，多有创新观点　程国彭《医学心悟》篇幅短小精干，内容十分精练，流传极为广泛，多被后世作为授徒必读。书中专列"杂病主治四字论"，推荐丹溪杂病"气、血、痰、郁"四字。强调"寻常治法，取其平善，病势坚强，必须峻剂。"记载了许多内科疾病，强调"八纲辨证"，首创"医门八法"，并独创诸多方剂，如止嗽散，被后世称为"治嗽第一名方"，而启膈散、半夏白术天麻汤、月华丸、程氏蠲痹汤、程氏萆薢分清饮、治痢散等内科验方，三百多年来也屡为临床医家所常用。

4.众多名家医案，经验弥足丰富　汪机《石山医案》载有大量内科病案，流传较为广泛，对内伤久病主张调补气血，善用人参、黄芪。申明"宁可用药柔和，不可过用刚

烈。"强调用药时"罪疑惟轻，功疑为重""与其毒也宁善，与其多也宁少"，孙一奎《孙文垣医案》涉及病种众多，方药极为灵活，极为重视脉诊，分析病机、判断证候，无不以六部脉象为依据。内科治验甚多，如暑热之证善用益元散，肝经实热善用当归芦荟丸，咳嗽痰血之证多以紫菀合桃仁共用，黄疸瘀血、吐血、下血常以茜草合桃仁共用，威灵仙治痛风，杜牛膝治血淋，瓜蒌治胸胁痛，韭菜汁治血淋等，均有极好的借鉴价值。

（二）新安内科家族链、师承链，源远流长

1.新安内科家族链，传承不断　新安内科硕儒名医迭出，其学术父子相传、延续发展者比比皆是。家族医学链是新安医学传承的常见形式，并且一支一脉传承时间跨度长达数百年，为中国医学史上所少见，部分家族医学链至今仍在传承。

如明代歙县余午亭（1516～1601年）开创新安余氏内科，医术高明，名噪寰内，即穷乡僻壤，靡不周知，著《诸证析疑》又名《苍生司命》等传世，著名医家吴崑乃其门人。其后余时雨、余仰亭，再其后余幼白，余士冕，余之携，余林发，余卫苍，余昭令，传世八代，世称"新安余氏医学世家"。清代王履中始创"新安王氏医学"。王履中，字学健，歙县王家宅人，是新安名医程有功之弟子。子心如，字士恕，承父业。孙王谟，字养涵，一字漾酬。王氏幼承家学，研经史子集，专精医术、声名益著，诸子皆能传其学。曾孙王仲奇（1881～1945年），名金杰，号懒翁。承父业，医居乡里。以治内伤杂病称誉海上。长子樾亭及诸弟子传其学，汇其祖父生平医案，刊于《新安医籍丛刊》。女蕙娱、燕娱均承其学。王殿人（1888～1931年），名金华，漾酬三子，从仲奇学医，业医邑城，时走杭州应诊。其后人王乐匋、王键均为大家。再如，清雍正年间，歙县舍头程氏内科，始于程茂超，子程大鉴，孙程学汉，玄孙程光樽，再后程正美、程道周、程义林、程雁宾、程亦成、程悦耕及程晓昱，传承至今，十世不衰。另外黟县三都李氏内科，富堨内科，歙县殷家村殷氏内科，休宁的舟山唐氏内科等都对新安内科的发展产生了深刻的影响。

2.新安内科师承链，名医辈出　师徒授受是与封建社会生产力水平相适应的中医教育主流方式，新安内科医家师承链也颇具规模。如明代大医家祁门汪机，著作等身，"集古今诸名家之所长而为大成"。直接或间接受汪机影响的医家很多，诸如他的门生陈桷、汪副护、程廷彝、许忠、周巨、黄古潭等皆有声名。如程廷彝在汪机健在之时，即根据汪机善用参、芪的经验，撰写"病用参芪论"，并作为其师汪机的学术经验载刊于《石山医案》中。汪副护行医四十载，救治患者甚众，并著有《试效集成》传世。黄古潭医术甚高，据其弟子孙一奎《医旨续余》记载，一左胁剧痛，皮肤色红、疱疹的患者，前医用药后效果不佳，痛苦彻夜号叫。一奎询问其师，黄古潭观前医脉案方药后，另拟大瓜蒌、甘草、红花三味为一方，一剂而痛止，再剂而疮敛。此方亦被后世程钟龄《医学心悟·胁痛》所载，名曰瓜蒌散，至今仍为临床治疗"带状疱疹"所常用。孙一奎以黄古潭为师，疑难病证经常请教其师，并称黄古潭"治病每有超见。"孙一奎临证阅历甚广，著《医旨续余》《赤水玄珠》《孙文垣医案》等问世，对中医理论和临床的贡献堪称是青出于蓝。汪宦为汪机晚年的弟子，汪宦临证治病亦强调惜元气，重根本，著《证治要略》等书行世。祁门徐春甫又受业于汪宦，他深得师传，勤奋为学，成一代名家，医技达到了超凡境界，遴选入京，授太医院官，著《古今医统大全》一百卷，广为海内称颂。

二、新安内科的特色学术思想

（一）重视"营气"，培元益气应用广泛

内伤杂病原因复杂，但其发生发展无不与正气强弱密切相关。正气充足，气血调和，则诸病易愈；久病迁延不愈，则总有正气不足。及时应用甘温之药培补元气十分重要。

汪机是新安医学"培元"的最早倡导者，汪机私书朱丹溪，认为七情、劳倦所伤，皆易耗伤阴气，故阴常不足，应该时时注意补养。并深受东垣学说影响，认为脾胃不足，百病易生，培补元气可以扶正祛邪。但汪机主张补阴，不可拘泥于朱丹溪滋阴苦寒，而是注重补营；重视脾胃元气，又不可拘于东垣升阳辛散，而是宜用甘温。他通过辨证论治的实践，提出了自己"营兼血气，培元益气"的学术观点。

培元益气治法对久治不愈的内伤杂病犹有价值，后世医家应用广泛。自汪机以后，他的亲传弟子黄古潭、周臣、陈桷、汪副护、陈廷榑及远房侄辈汪宦等，均宗其说。而其后孙一奎、徐春甫、吴洋、吴崑、吴正伦、吴楚、罗周彦等对"培元"又有所发展。

（二）重视"脾阴"，调理脾胃更加全面

脾胃为后天之本，内伤杂病发病多缓，病程多长，最多虚实夹杂，时时顾及脾胃功能，对疾病的痊愈至关重要。正如罗周彦《医宗粹言·直指病机赋》云："胃气弱则百病生，脾阴足则万邪息，调和脾胃为医中之王道。"调理脾胃不能一味使用升阳、刚燥之剂，辨清阴阳虚实，"理脾阴"有着重要的指导意义。

"理脾阴"之说可谓新安内科医家的创新，首倡者为清代著名医家吴澄，其代表著作《不居集》首创"理脾阴"之法，创立了"中和理阴汤""补脾阴正方"等9个方剂，大大丰富了中医虚损理论的内容。该书是一部内容丰富的虚损病专书，分上下两集共五十卷。上集论内损，下集论外损，全书旨在阐明虚劳理论和治法，对中医虚损证治做出了贡献。吴澄重视李东垣的脾胃学说，并在此基础上倡言"理脾阴"，与其后叶天士的"养胃阴"之说相得益彰，而补东垣脾胃学说之不逮。诚如《近代中医流派经验选集》载孟河医家费绳甫先生所说："东垣虽重脾胃，但偏于阳，近代吴师朗《不居集》补脾阴之法，实补东垣之未备。"

（三）重视"命门"，温补培元影响深远

命门学说在内伤杂病中意义犹为重大，《素问·生气通天》论谓"生之本，本于阴阳。"而阴阳之本，在于命门，命门水火的认识，涉及"治病必求于本"的问题。孙一奎阐述命门学说，强调温补下元，将汪机的"培元"学说进一步发展成"温补培元"理论，对后世影响深远。

孙一奎在"培元"的同时又强调"温补"，使"温补培元"在理论和实践上达到了统一，堪称是"温补培元"学说的功臣，影响极为深远。如其后程杏轩，歙县人，行医于歙县、扬州，其《杏轩医案》中常用人参、白术，或配附子，或配熟地黄，或附子与地黄同配。程茂先，歙县人，行医于江、浙、徐、扬数十年，《程茂先医案》中善用参、芪、姜、

附，医案中约70%用温补取效。汪文绮临证用药扶阳抑阴，善用参、芪、桂、附甘温培补。众多医家在处理内科杂病日久不愈和重证、伤寒误治阳衰之时，都十分重视温补培元的应用。新安医家的内科温补培元学术思想对赵献可、张景岳、缪希雍及李中梓等江、浙医家的学术思想也有直接和间接的影响。正如汪机之后一百余年的张景岳，仍在《景岳全书·传忠录·论治篇》中说："甘温有益寒无补，堪笑庸医错用功，此一言蔽之也，不可不察。"

三、新安内科的临床特色

（一）病因、病机多有独到认识

新安内科医家对许多内科疾病病因均有着深刻的认识。如唐宋以前，对中风病因的认识多以"内虚邪中"立论，虽然《金匮要略》也认识到中风发病由于内虚，并有经络脏腑的不同，如《金匮要略·中风历节病脉证并治第五》云："寸口脉迟而缓，迟则为寒，缓则为虚。荣缓则为亡血，卫缓则为中风。邪气中经，则身痒而瘾疹；心气不足，邪气入中，则胸满而短气。"但直到明代，孙文胤对中风病因的认识才较为具体而细致。如其《丹台玉案·六卷》取自然事物之理，又引《黄帝内经》"邪之所凑，其气必虚"之说，开篇质问："夫人似乎无恙，而卒然中风者，岂一朝一夕之故哉，其受病久矣。盖肉必先腐也，而后虫生之；土必先溃矣，而后水决之；木必先枯也，而后风摧之，天物且然，而况人乎？"孙氏又认为因七情、饮食、酒色及劳倦，以致元真耗亡，气血消尽，大经细络，积虚弥年，营卫皆虚，一旦为贼风所袭，则势如破竹，卒然颠倒，顿为废人。并进一步涉及病发部位："然人之一身表里上下，未必皆虚。惟积虚之处，气多不贯，而势有偏重，故一为风所入，而肢体于是乎废矣。"明确提出了中风之根本原因在于内气之虚的基本观点。

（二）治则、治法常有具体补充

新安内科医家对内科疾病治则治法同样有着深刻的认识。

如清代程国彭在《医学心悟》中论噎膈，指出古人治噎膈，"多以止吐之剂通用"，而程国彭认为"噎膈，燥症也，宜润。"又指出"予尝用启膈散开关，更佐以四君子汤调理脾胃。挟郁者，则用逍遥散主之。"启膈散：沙参（三钱）、丹参（三钱）、茯苓（一钱）、川贝母（去芯，一钱五分）、郁金（五分）、砂仁壳（四分）、荷叶蒂（二个）、杵头糠（五分）水煎服。通噎膈，开关之剂，屡效。对于郁证的治疗，新安医家已认识到疏肝理气、调畅情志的重要作用，如清代医家叶天士《临证指南医案·郁》所载的病例，均属情志之郁，治则涉及疏肝理气、苦辛通降、平肝熄风、清心泻火、健脾和胃、活血通络、化痰涤饮、益气养阴等法，用药清新灵活，颇多启发，并且充分注意到精神治疗对郁证具有重要的意义，认为"郁证全在病者能移情易性。"《医学心悟·杂症主治四字论》中描述，"郁用越鞠，而兼以逍遥，所谓以一方治木郁而诸郁皆解也，用药之妙，愈见精微。"新安内科医家对许多内科疾病治则治法的认识，对于今天指导临床实践仍有十分重要的意义。

（三）辨证论治，尤重寒热虚实、气血痰郁

新安内科医家在治疗内科杂病中，强调辨证论治，尤为重视对寒热虚实的辨别。如《医学心悟·杂病主治四字论》曰："辨明虚实寒热，轻重缓急，一毫不爽，则临证灼然，而于治疗杂症之法，思过半矣。"如喘证一病，有外感内伤与寒热虚实之别，治疗上要区别对待。

又如对于腹痛，新安医家认为：应根据辨证的虚实寒热，在气在血，确立相应"通"的治法。如孙一奎在《赤水玄珠·腹痛》说"寒痛者……以姜、桂、附子之属温之。热痛者……轻者以山栀、黄连、白芍、香附之类，重者调胃承气汤下之。虚痛者……宜参、术、白芍，加温暖药。实痛者……或消或下，详症施治。饮食所伤作痛者，宜温脾行气以消导之……痰痛者……治当导痰开郁。"

新安内科医家的诸多见解对现代临床均有重要的指导意义。如强调加强中风的预防与护理，特别是有中风先兆者，更需慎起居、节饮食、远房事、调情志。如《丹台玉案》说："苟不守禁忌，必复中，而中必在脏，中一次则虚一次，虚一次则重一次。"提出节制欲望、规律起居、调适心情的告诫。不仅提出许多特色的方药，所论预防、护理思想也有很高的指导意义。

思考题

1. 新安医学内科的特点是什么？
2. 新安医学传承的常见形式有哪些？
3. 新安内科的特色学术思想包括哪些？
4. 如何理解新安内科的临床特色？
5. 新安医家对"温补培元"理论有哪些贡献？

各论

第一章　肺系病证

肺主气，司呼吸，开窍于鼻，外合皮毛，故风、寒、燥、热等六淫外邪由口鼻、皮毛而入者，每都首先犯肺。同时因肺居胸中，其位最高，覆盖诸脏之上，其气贯百脉而通他脏，故内伤诸因，除肺脏自病外，他脏有病亦可影响到肺。因此其发病原因有外感、内伤两方面。主要的病理变化为肺气宣降失常，实者由于痰邪阻肺，肺失宣肃，升降不利；虚者由于肺脏气阴不足，肺不主气而升降无权。此外，肺有通调水道，下输膀胱的功能，与大肠为表里，可助肺主治节，脾为金母，肝肺升降相因，金水相生，故其为病可涉及心、脾、肝、肾、膀胱、大肠等脏腑，与其它多个相关病证有密切的关系，临证应予联系处理。

根据肺的生理功能和病机变化特点，新安医家认为如六淫外侵，肺卫受邪则为感冒；内、外之邪干肺，肺气上逆则病咳嗽；瘵虫蚀肺则病痨；痰邪阻肺，肺失宣降则为哮、为喘；肺热生疮则成痈；久病伤肺，肺气不能敛降则为肺胀，肺叶痿而不用则为肺痿。本章仅就感冒、咳嗽、喘证、哮证、肺痨、肺胀、肺痿、肺痈展开讨论。

第一节　感　冒

感冒是感受触冒风邪，邪犯卫表，卫表不和而导致的常见外感疾病，临床表现以鼻塞、流涕、喷嚏、咳嗽、头痛、恶寒、发热、全身不适、脉浮为其特征。感冒亦称"伤风""冒风"。如果病情较重，并在一个时期内广泛流行，证候多相类似者，称作时行感冒。《医宗金鉴·感冒门》中指出，"肺主皮毛感邪风，发热憎寒头痛，有汗嚏涕脉浮缓，鼻塞声重咳嗽频。"

一、病因病机认识

新安医家认为六淫、时行之邪，侵袭肺卫，以致卫表不和，肺失宣肃而为病。其中以风邪为主因，除此之外，常有所兼夹。

《临证指南医案·风》中即指出风邪在致病中的重要作用，"盖六气之中，惟风能全兼五气。如兼寒则曰风寒，兼暑则曰暑风，兼湿曰风湿，兼燥曰风燥，兼火曰风火。盖因风能鼓荡此五气而伤人，故曰百病之长也。"《古今医统大全·通用诸方》中则指出时行之邪所致感冒的治疗，"葱须晒干用。煎汤发汗，治时行感冒头痛。"《医宗金鉴·感冒门》"伤风者，风邪伤卫也，卫主皮毛，内合于肺，……"就临床所见，以风寒、风热两种证候最为多见。时令暑、湿、燥之邪亦能杂感而为病，故又有夹暑、夹湿、夹燥等不同的兼证。

故其病位主要在于肺卫，以邪犯肺卫、卫表不和为主要病机，一般以实证居多，如虚体感邪，则为本虚标实之证。

二、病证诊断鉴别

1.**感冒伤寒与瘟疫初起的鉴别**　如《医述·杂证汇参》中记载了两者的不同，首先是发病原因以及途径的不同，"夫伤寒必有感冒之因，或单衣露风，或强力入水，或当筵出浴，随觉肌肤粟起，继而四肢拘急，恶风恶寒，头痛身疼，发热。脉浮紧，无汗，为伤寒；浮缓，有汗，为伤风。至于瘟疫初起，原无感冒之因，忽觉寒凛以后，但热而不恶寒。然亦有所触而发者，或饥饱劳碌，或焦思气郁，皆能触动其邪。但不因所触，无故自发者居多。且伤寒之邪，自毛窍入；瘟疫之邪，自口鼻入。"

其次是发病的时间以及传变的不同，"伤寒感而即发；瘟疫多感久而后发。伤寒感邪在经，以经传经；瘟疫感邪在内，内溢于经，经不自传。伤寒感发甚暴；瘟疫多淹缠二三日，或渐加重。"

最后是治疗、预后以及传染性的不同，"伤寒初起，以发表为先；瘟疫初起，以疏利为主。伤寒投剂，得汗即解；瘟疫发散，虽汗不解。伤寒投剂，可使立汗；瘟疫汗解，俟其内溃，汗出自然，不可以期。伤寒解以自汗；瘟疫解以战汗。伤寒汗解在前；瘟疫汗解在后。伤寒发斑，则病笃；瘟疫发斑，则病衰；伤寒不传染；瘟疫传染，各自不同。"

2.**感冒与鼻渊的鉴别**　鼻渊与感冒，均可见鼻塞流涕，或伴头痛等症。但鼻渊多流浊涕腥臭，感冒一般多流清涕，并无腥味；鼻渊一般无恶寒发热，感冒多见外感表证；鼻渊病程漫长，反复发作，感冒一般病程短暂，治疗后症状可较快消失。

三、治疗原则发挥

感冒的病位主要在于肺卫，治疗上应采用解表达邪的治疗原则，因势利导，从表而解。表虚者宜疏风以解表，不宜过用辛散；表实者宜发汗以解表，汗出则身热自退。如虚体感邪，当以扶正祛邪为主，且时时顾护正气，随证调补之。

对于婴幼等体弱患者及时行感冒患者，必须格外重视，应及早分证论治，防止发生传变。

如《医宗金鉴·感冒门》中指出："小儿气血未充，肌肤柔脆，风寒所触，邪气入于腠理，荣卫受病，轻者为感冒，易瘥；重者为伤寒，难治。又有夹食夹热夹惊等证或宜疏散，或宜和解，临证时细为体察焉。"又曰："小儿感冒邪气未解，复为惊异所触，故见心惊胆怯，睡卧不安，身热烦躁，面色青赤之证。先以疏解散疏散之，再以凉惊丸清镇之。如病虽退，尚觉心惊不寐者，宜用柴胡温胆汤和解之。"《古今医统大全·幼幼汇集》中指出："参苏饮治婴儿感冒风寒，发热头疼，咳嗽痰涎，并宜服之。"《古今医统大全·卷之八十五·胎产须知》中指出："……余如因虚感冒风寒，祛风之药加之补剂可也。"《医述·杂证汇参》记载："时行感冒，伏暑未解，皆能发黄。惟疫疠发黄，杀人最急。"《古今医统大全·瘟疫门》中亦指出："羌活柴胡汤治一切时行感冒、疫气、岭南瘴疟。"由此可见，新安医家在治疗婴幼等体弱患者及时行感冒患者，高度重视及早分证论治，以免贻误治疗时机而使病情恶化。

四、临床证治经验举例

1.风寒感冒证

症状：恶寒重，发热轻，无汗，头痛，肢节酸痛，鼻塞声重，或鼻痒喷嚏，时流清涕，咽痒，咳嗽，痰吐稀薄色白，口不渴或渴喜热饮，舌苔薄白而润，脉浮或浮紧。

治法：辛温解表，宣肺散寒。

新安方剂：参苏饮。

吴谦《医宗金鉴·删补名医方论》"治感冒风寒"用参苏饮（人参、苏叶、葛根、前胡、陈皮、枳壳、茯苓、半夏、桔梗、木香、甘草、生姜、大枣）。邪之所凑，其气必虚，方中以人参为君以补之，肺受风寒，皮毛先病，故用苏叶、葛根、前胡为臣以散之；肺一受邪，胸中化浊，故用枳壳、桔梗、陈皮、半夏以清之；茯苓健脾渗湿以消痰；加木香宣诸里气，加姜、枣以调诸表气。甘草调和诸药。"斯则表里之气和，和则解也。"

2.感冒夹热证

症状：面赤唇焦，口鼻干燥，憎寒壮热，口渴饮冷，心烦神躁，谵语狂妄，二便秘涩，舌苔黄腻，脉数有力。

治法：外散表寒，内清肺热。

新安方剂：双解通圣汤。

吴谦《医宗金鉴·感冒门》"治感冒夹热证"用双解通圣汤［麻黄、朴硝、大黄、当归、赤芍、川芎、白术（土炒）、石膏、滑石、桔梗、栀子、连翘（去心）、黄芩、薄荷、甘草（生）、荆芥、防风，引用生姜葱白水煎服］。方中以朴硝、石膏、滑石、栀子、连翘（去心）、黄芩清泄里热；荆芥、薄荷、防风、麻黄解表散邪；桔梗宣肺肃降；赤芍、当归、川芎调和气血，利于驱邪外出；炒白术、生甘草顾护胃气；共奏外散表寒，内清肺热之功。

3.体虚外感证

症状：恶寒较甚，发热，无汗，头痛身楚，咳嗽，痰白，咯痰无力，平素神疲体弱，气短懒言，反复易感，舌淡苔白，脉浮而无力。

治法：益气解表。

新安方剂：活人败毒散。

吴谦《医宗金鉴·删补名医方论》"治体虚外感"用活人败毒散（人参、茯苓、桔梗、甘草、枳壳、柴胡、前胡、羌活、独活、川芎、生姜）。方中羌活、独活并为君药，辛温发散；川芎行血祛风；柴胡辛散解肌，并为臣药，助羌活、独活祛外邪；枳壳苦降、理气宽中；桔梗辛散、宣肺利膈，枳壳与桔梗相配伍，一升一降，畅通气机；人参为佐药，与甘草相配，益气扶正，助正气以祛邪外出，散中有补；前胡祛痰；茯苓渗湿消痰，并为佐药；生姜为使，助解表之力。纵观全方，共奏益气解表之功效。

4.暑月感冒证

症状：身热，微恶风，汗少，肢体酸重或疼痛，头昏重胀痛，咳嗽痰黏，鼻流浊涕，心烦口渴，或口中黏腻，渴不多饮，胸闷脘痞，泛恶，腹胀，大便或溏，小便短赤，舌苔薄黄而腻，脉濡数。

治法：清暑祛湿解表。

新安方剂：香薷散合芎芷香苏散。

徐春甫《古今医统大全·幼幼汇集》"治暑月感冒"用香薷散合芎芷香苏散（香薷、扁豆、厚朴、生姜、川芎、白芷、紫苏、陈皮、甘草）。方中香薷、紫苏、白芷发表散寒、祛暑化湿为君；厚朴化湿行滞，合香附、陈皮、川芎宽中行气为臣；扁豆健脾和中，消暑化湿为佐；甘草调和诸药，煎时加姜温中通阳，使药力通行全身，邪除而正复。

思考题

1.新安医家对感冒病因、病机的认识如何？

2.新安医家对感冒辨证论治常见三证的症状特点、治疗方法如何认识？

第二节　咳　嗽

咳嗽是指肺失宣降，肺气上逆作声，咯吐痰液，为肺系疾病的主要病证之一。多由六淫外邪侵袭肺系，或脏腑功能失调，内伤及肺，肺气不清，失于宣肃而上逆所成，以咳嗽或咯吐痰液为主要表现。

孙文胤在《丹台玉案·咳嗽门》中说："有声无痰之谓咳。有痰无声之谓嗽。有声有痰者名曰咳嗽。"究之临床，多痰声并见，难以截然分开，故以咳嗽并称。

一、病因病机认识

新安医家认为，咳嗽的病因有外感、内伤两大类。外感咳嗽为六淫外邪侵袭肺系；内伤咳嗽为脏腑功能失调、内邪干肺。不论邪从外入，或自内而发，均可引起肺失宣肃、肺气上逆作咳。

如程钟龄在《医学心悟·咳嗽》中指出："肺体属金，譬若钟然，钟非叩不鸣，风、寒、暑、湿、燥、火六淫之邪，自外击之则鸣；劳欲情志，饮食炙煿之火，自内攻之则亦鸣。"孙文胤在《丹台玉案·咳嗽门》中说："咳为在肺，嗽为在脾。合而言之，肺与脾迭相为用，而又互相为害者也。使肺不受热，则化气自清，亦可以利脾，而何至于生痰。脾不受热，则游溢情气，自足以滋肺，而何以至于成嗽。此肺与脾之互相为害也。"

故新安医家指出，咳嗽的主要病机为邪犯于肺、肺气上逆。主脏在肺，与肝、脾有关，久则及肾。外感咳嗽属于邪实，内伤咳嗽多属邪实与正虚并见。

二、病证鉴别诊断

根据咳嗽时间、节律、性质、声音以及加重等有关因素，对咳嗽咯痰进行鉴别。如孙文胤在《丹台玉案·咳嗽门》中说："而咳嗽之名非一言之所能尽悉，而数之有火痰嗽、湿痰嗽、郁痰嗽、顽痰嗽、清痰嗽、风寒痰嗽、酒食痰嗽、干咳嗽、时行嗽、瘀血嗽与大肺胀嗽之异焉。而诸嗽之形症，又何以别之。盖火痰嗽者，嗽必面赤，声多痰少，用力久而后出，脉数喘急是也；湿痰嗽者，喉中漉漉有声，嗽而易出者是也；郁痰嗽者，胸臆胀满，连嗽不出，喉中有喘声，夜不得眠，上饱下饿者是也；顽痰嗽者，胶住咽喉咯不能出必努力大嗽，而后出少许，如脂膏之状者是也；清痰嗽者，必待嗽而后出，其痰不稠黏者是也；风痰嗽者，肺气壅盛，必顿嗽而后出，其痰浮而有沫，状如津唾，而略稠黏者是也；寒痰嗽者得于秋冬之交，或为冷雨所淋，或为冷风所侵，或露卧星月，或寒天入水所致。其嗽必哮喘。而或肩背觉寒，得热汤饮之则缓者是也；酒痰嗽者，醉后感冒风热，腹中有酒积，饮浊酒即发者是也；食积痰嗽者，每食后则嗽，胸膈不宽，其痰稠黏，觉有甜意，面上蟹爪路，一黄一白者是也；干咳嗽者平素阴血不足，虚火有余，喉中常痒，痒即频嗽，有声而无痰是也；时行嗽，发寒热鼻塞气急；瘀血嗽，喉间常有腥气；肺胀嗽，动则喘满气急或左或右眠不得者，此痰与瘀血碍气而病也。"

三、治疗原则发挥

新安医家指出，咳嗽的辨证论治，首先要辨明外感、内伤，及其兼证的属虚属实。在治疗方面，外感咳嗽当以宣肺散邪为主，邪去则正安；内伤咳嗽则根据虚实夹杂和病情缓急，确定标本先后，随其虚实之所在而调之。

强调散寒、清热、化痰、滋阴、温阳、润肺、补肾等治法的灵活运用。

徐春甫在《古今医统大全·咳嗽门》中说："夏月嗽而热者，谓之热嗽，以小柴胡汤加石膏、知母之属是也。冬月嗽而恶寒，谓之寒嗽，以小青龙汤加杏仁、冬花、细辛、干姜之属是也。"《杂证会心录·咳嗽》中说："咳嗽一症，有外感内伤之分，有阴阳虚实之别。……夫外感之咳，……治法宜用甘梗汤升发肺气，使邪从外达，疏通肌腠，使热从表散，此治外感咳嗽之法也。……内伤之咳，……治法宜六味汤补阴敛阳，使肺气充实。补水保元，使虚火归根，此治阴亏咳嗽之法也。又有元阳下亏，而水冷金寒者，……治法宜八味汤温补真元，使生气上布，填助真火，使阴寒冰消，此治阳亏咳嗽之法也。"汪蕴谷指出咳嗽病因有外感、内伤之分，又有阴阳虚实之别，临床根据辨证用不同方药进行治疗。由此可见，新安医家治疗咳嗽患者，按本虚标实的主次酌情兼顾，除直接治肺之外，还从整体出发，注意治脾、治肝、治肾等治法。

四、临床证治经验举例

1.风邪犯肺证

症状：咳嗽声重，气急，咽痒，咯痰稀薄色白，常伴鼻塞，流清涕，头痛，肢体酸楚，或见恶寒发热，无汗等表证，舌苔薄白，脉浮或浮紧。

治法：疏风散邪，宣肺止咳。

新安方剂：止嗽散。

程钟龄《医学心悟·咳嗽》"治诸般咳嗽"用止嗽散（桔梗、荆芥、紫菀、百部、白前、甘草、陈皮）。方中紫菀、百部其性温而不热，润而不寒，皆可止咳化痰，对于新久咳嗽都可使用；桔梗善于宣肺利气；白前味辛甘，长于降气化痰；荆芥疏风解表利咽；陈皮理气化痰；甘草缓急和中、调和诸药。纵观全方，药虽七味，量极轻微，具有温而不燥，润而不腻，散寒不助热，解表不伤正的特点。

2.温燥伤肺证

症状：干咳，连声作呛，喉痒，咽喉干痛，唇鼻干燥，无痰或痰少而黏，不易咯出，或痰中带有血丝，口干，头痛身热，舌干少苔，脉虚大而数。

治法：疏风清肺，润燥止咳。

新安方剂：喻氏清燥救肺汤。

吴谦《医宗金鉴·咳嗽总括》"治温燥伤肺证"用喻氏清燥救肺汤〔桑叶（经霜者）、石膏（炒）、甘草、胡麻仁（炒）、阿胶、人参、麦冬、杏仁（去皮、炒黄）、枇杷叶（去毛、蜜炙）〕。方中桑叶清透肺中燥热之邪；石膏清泄肺热；麦冬、胡麻仁、阿胶养阴润肺；甘草培土生金；人参益胃津、养胃气；杏仁、枇杷叶肃肺止咳。

3.痰湿蕴肺证

症状：咳嗽反复发作，咳声重浊，痰多色白或带灰色，胸闷，脘痞，呕恶，食少，体倦，大便时溏，舌苔白腻，脉象濡滑。

治法：燥湿化痰，理气止咳。

新安方剂：开郁降痰汤。

孙文胤《丹台玉案·咳嗽门》治"郁痰积痰咳嗽"用开郁降痰汤（杏仁、枳壳、黄芩、苏子、桔梗、香附、贝母、栝蒌仁、山楂、甘草）。方中黄芩、香附、贝母、栝蒌仁、山楂行气化痰止咳；杏仁、枳壳、苏子、桔梗理气宽胸、降气化痰；甘草调和诸药。

4.痰热郁肺证

症状：咳嗽，气息粗促，或喉中有痰声，痰多质黏厚或稠黄，咯吐不爽，或有热腥味，或咯血痰，胸胁胀满，咳时引痛，面赤，或有身热，口干而黏，欲饮水，舌质红，舌苔薄黄腻，脉滑数。

治法：清热肃肺，豁痰止咳。

新安方剂：清肺汤。

吴谦《医宗金鉴·咳嗽总括》"治痰热郁肺证"用清肺汤（麦冬、天冬、知母、贝母、甘草、橘红、黄芩、桑皮）。方中黄芩、知母、桑白皮清泄肺热；麦冬、天冬、贝母清肺化痰；甘草、橘红理气化痰。

5.肺阴亏耗证

症状：干咳，咳声短促，痰少黏白，或痰中带血丝，或声音逐渐嘶哑，口干咽燥，或午后潮热，颧红，盗汗，日渐消瘦，神疲，舌质红，少苔，脉细数。

治法：滋阴润肺，化痰止咳。

新安方剂：麦门冬饮。

徐春甫《古今医统大全·咳嗽门》"治虚劳咳嗽"用麦门冬饮（川芎、当归、白芍、生地黄、黄柏、知母、麦冬、五味子、桑白皮、姜、枣）。方中川芎、当归、生地黄、知母、麦冬滋阴养血、清热行气；白芍甘缓和中；桑白皮、黄柏清肺泻热；五味子以敛肺气。

思考题

1. 试述新安医家对咳嗽辨证论治的诊断要点。
2. 试述新安医家对咳嗽各证型的辨证论治。

第三节　哮　病

哮病是一种发作性的痰鸣气喘疾患。发时喉中有哮鸣声，呼吸气促困难，甚则喘息不能平卧。《丹台玉案·咳嗽门》中指出，"哮者即痰喘也。甚而常发者。喉中有水鸡声。牵引胸背是也。"新安医家指出，痰浊内伏是哮病的宿根，常因感受外邪、饮食不当或情志失调、体虚劳倦而诱发。

一、病因病机认识

新安医家认为痰伏于肺，每因外邪侵袭、饮食不当、情志刺激、体虚劳倦等诱因引动而触发，以致痰壅气道，肺气宣降功能失常。

《医述·杂证汇参》中指出，"哮有夙根，遇寒则发，或遇劳而发者，亦名哮喘。"《证治汇补》进一步指出其发病机理，"哮即痰喘之久而常发者。因内有壅塞之气，外有非时之感，膈有胶固之痰，三者相合，闭拒气道，搏击有声，发为哮病。"肺主气，司呼吸，外合皮毛，主宣发和肃降。痰浊既为哮病的宿根，又因其久留人体不去，而使正气逐渐虚弱。脾土虚弱，运化功能低下，则新痰日生；肺气耗散，卫外不固，又易致外邪入侵，痰动气阻，壅于肺系，使肺气既不得宣发于外，又不能肃降于下，上逆而为喘息迫促，哮鸣作声。

《临证指南医案·哮》中亦指出哮病的发生与外感、饮食以及体质因素等相关，"若夫哮证，亦由初感外邪，失于表散，邪伏于里，留于肺俞故频发频止，淹缠岁月。更有痰哮、咸哮、醋哮，过食生冷，及幼稚天哮诸症……"《医宗金鉴·果实菜谷禁忌并治第二十五》中亦记载，"盐味咸，过食伤肺，发嗽哮喘。"痰为体内的病理产物，哮病的形成与发作，均以痰为基本病因。由于痰为津液败浊所成，而脾主饮食水谷的精华与水湿的运化，"脾为生痰之源"，脾运失健，其他脏腑的功能失调也能产生痰，同时与外界各种致病因素对人体的影响也分不开。

新安医家指出，哮病的病理因素以痰为主，痰伏藏于肺，成为发病的"宿根"。发作期的基本病理变化为"伏痰"遇感引触，痰阻气闭，以邪实为主。若反复久发，肺脾肾渐虚，则在平时也有正虚表现，当哮喘急性发作时，可见正虚与邪实相互错杂，甚则发生喘脱。

二、病证鉴别诊断

哮病与喘证的鉴别　《医学心悟》中描述："夫喘促喉间如水鸡声者谓之哮，气促而连续不能以息者谓之喘。"《临证指南医案·哮》中则有更具体的叙述，"哮与喘，微有不同，其症之轻重缓急，亦微各有异。盖哮症多有兼喘，而喘有不兼哮者。"故喘证以气息喘急迫促为主要表现，多并发于多种急、慢性疾病病程中。而哮病是一个独立的疾病，除了气息喘促外，以在发作时喉中哮鸣如水鸡声为其特点。"喘以气息言，哮以声响言。"两者以此为辨。

三、治疗原则发挥

哮病由于宿痰伏于肺，治疗应根据病因辨证论治，不能仅仅局限于肺。

《医旨绪余》中指出，"亦有自童幼时，被酸咸之味，或伤脾，或抢肺，以致痰积气道，积久生热，妨碍升降，而成哮症。一遇风寒即发，缘肺合皮毛，风寒外束，弗得发越，内热壅郁，新痰复生，因新痰而致旧痰并作也。是以气高而哮，抬肩拮项，不得仰卧，面赤头疼，恶寒发热，治宜散表，表散热解，气道流通，庶亦暂可。"指出哮病在发作期主要表现为实证，通过解表散热解除。

此外，新安医家提出哮病在缓解期可表现为虚证，俱当加以辨别，分清主次。脾气虚者，证见食少、便溏、痰多，"有饮食浓味伤脾，不能运化而发者，脾伤则津液不得布散而生痰涎，壅塞经隧，肺气为之不利，则胸满腹痛，盗汗潮热，昼夜发哮，声如拽锯，治宜消食健脾，清痰利气，斯亦定矣"；肾气虚者，证见腰酸耳鸣、动则喘乏，肺气虚者，证见自汗畏风、少气乏力，"有房劳太过，肾水衰少，不能制火下降，火寡于畏，而侮所胜，肺金受伤，金伤则生化之源绝矣。病则下午潮热，哮声如雷，头疼面赤，盗汗烦躁，昼轻夜重，脉数无力。治当补肾制火，清金润燥，庶或得安。"

四、临床证治经验举例

1.冷哮证

症状：喉中哮鸣如水鸡声，呼吸急促，喘憋气逆，胸膈满闷如塞，咳不甚，痰少咯吐不爽，色白而多泡沫，口不渴或渴喜热饮，形寒怕冷，面色青晦，舌苔白滑，脉弦紧或浮紧。

治法：宣肺散寒，豁痰平喘。

新安方剂：射干麻黄汤。

吴谦《医宗金鉴·肺痿肺痈咳嗽上气病脉证并治》"治冷哮"用射干麻黄汤（射干、麻黄、生姜、细辛、紫菀、款冬花、五味子、大枣、半夏）。方中麻黄宣肺平喘；半夏化痰降逆；细辛、五味子一开一阖，以利肺气的升降；射干逆气；生姜散寒；大枣和中；紫菀、款冬花温肺止咳，以达宣肺散寒、豁痰平喘之功效。

2.寒包热哮证

症状：喉中哮鸣有声，胸膈烦闷，呼吸急促，喘咳气逆，咯痰不爽，痰黏色黄，或黄白相兼，烦躁，发热，恶寒，无汗，身痛，口干欲饮，大便偏干，舌苔白腻罩黄，舌尖边红，脉弦紧。

治法：宣肺散寒，清热平喘。

新安方剂：仲景越婢加半夏汤。

徐春甫《古今医统大全·喘证门》"治寒包热哮"用仲景越婢加半夏汤（麻黄、石膏、生姜、大枣、甘草、半夏）。方中麻黄宣肺平喘、发散风邪；臣以石膏清泄内热；佐以半夏降逆散结、燥化痰湿；更以生姜之辛散；外配麻黄助半夏降逆化饮；大枣补脾制水，与生姜合用，调和营卫，使以甘草调和诸药，且缓麻黄之散、石膏之寒。

思考题

1. 哮病的概念及特征如何？
2. 如何理解哮病发病的内因痰伏于肺？

第四节　喘　证

喘证是指由于外感或内伤，导致肺失宣降、肺气上逆或气无所主、肾失摄纳，以致呼吸困难，甚则张口抬肩，鼻翼煽动，不能平卧为临床特征的一种病证。《医宗金鉴·喘证门》中描述了喘证的表现，"喘则呼吸气急促，抬肩欠肚哮有声。"作为一个症状，喘可以出现在许多急、慢性疾病过程中，如咳嗽、肺胀、悬饮等。喘不仅是肺系病的主要证候之一，也可因其他脏腑病变影响于肺所致，如水肿、鼓胀、虚劳等。当喘成为这些疾病某一阶段的主症时，即称作喘证。

一、病因病机认识

新安医家认为，外邪侵袭，饮食不当，情志所伤，劳欲久病以致肺失宣降，肺气上逆；气无所主，肾失摄纳等是喘证的主要病因和病机。喘证发生的根本原因在于人体肺、脾、肾等脏腑的功能失调，或者由于上述致病因素作用于这些脏器所引起，或者因为这些脏器本身虚损而发病。

如《医方考·哮喘门》即指出"膈有胶固之痰，外有非时之感，内有壅塞之气，然后令人哮喘。"《医学心悟·喘》亦提出"然而外感寒邪，以及脾肾虚寒，皆能令喘。"六淫之邪或侵犯人的肌表肺卫，或从口鼻而入。皮毛为肺之合，肺开窍于鼻，外邪袭入，表卫闭塞，肺气失于宣发，气壅于肺，肃降不行。素体阳虚者皮毛不固、脾运不健，既易受外寒，又易内蓄水饮寒痰，外内相引而发病。

同时新安医家亦提出了导致喘证的情志因素，"若夫七情气结，郁火上冲者，疏而达之……"七情之病，多从肝起，七情太过，也是痰饮产生的原因之一，气迫于肺，不得宣通而为喘。

在《临证指南医案·喘》中则指出"劳烦哮喘"并进一步对此进行阐述，"是为气虚，盖肺主气，为出气之脏，气出太过，但泄不收，则散越多喘，是喘症之属虚。"并指出，"古人以先喘后胀治肺，先胀后喘治脾。"而且提出了具体的方药，"更有中气虚馁，土不生金，则用人参建中……"脾胃虚弱，影响脾胃功能，变生痰浊，闭阻肺络，影响人体气机的正常升降，而成为喘证的内在病因。

综上所述，新安医家指出喘证的发病虽在肺、肾，但与五脏相关。其病机可分为虚实两类。实喘在肺，以肺气宣肃失常为病机要点；虚喘在肾，或在肺肾两脏；病情错杂者，可下虚上实并见。

二、病证鉴别诊断

1.喘证与哮病　《医学心悟》中描述："夫喘促喉间如水鸡声者谓之哮，气促而连续不能以息者谓之喘。"在《临证指南医案·哮》中则有更具体的叙述，"哮与喘，微有不同，其症之轻重缓急，亦微各有异。盖哮症多有兼喘，而喘有不兼哮者。"

文中对于喘证与哮病的病因等方面亦作了鉴别，"要知喘症之因，若由外邪壅遏而致者，邪散则喘亦止，后不复发此喘症之实者也。若因根本有亏，肾虚气逆，浊阴上冲而喘者……，此喘症之属虚者也。若夫哮症，亦由初感外邪，失于表散，邪伏于里，留于肺俞，故频发频止，淹缠岁月，更有痰哮咸哮醋哮，过食生冷及幼稚天哮诸症……，大概以温通肺脏，下摄肾真为主。久发中虚，又必补益中气。其辛散苦寒豁痰破气之剂，在所不用。此可谓治病必求其本者矣。此症若得明理针灸之医，按穴灸治，尤易除根……"

2.加强对病情危重程度的判断　在《医宗金鉴·喘吼总括》中明确指出，"喘汗润发为肺绝，脉涩肢寒命不昌，喘咳吐血不得卧，形衰脉大气多亡。"实喘邪气闭肺，喘息上气，胸闷如窒，呼吸窘迫，身热不得卧，脉急数；虚喘足冷头汗，如油如珠，喘息鼻扇，摇身撷肚，张口抬肩，胸前高起，面赤烦躁，直视便溏，脉浮大急促无根都是上盛下虚，阴阳离决，孤阳浮越，冲气上逆的危候。故久病、重病突然出现呼吸迫促等，皆属正虚气脱的危候，亟应明辨。

三、治疗原则发挥

强调寒热虚实温凉补泻方药必须丝丝入扣　喘证一病，有外感内伤与寒热虚实之别，治疗上要区别对待。如《医学心悟·喘》提出"假如风寒外客而喘者，散之；直中于寒而喘者，温之；热邪传里，便闭而喘者，攻之；暑热伤气而喘者，清而补之；湿痰壅遏而喘者，消之；燥火入肺而喘者，润之。此外感之治法也。……若夫七情气结，郁火上冲者，疏而达之，……肾水虚而火上炎者，壮水制之，……肾经真阳不足而火上泛者，引火归根，……若因脾虚不能生肺而喘者，补土生金。此内伤之治法也。"在《医宗金鉴·喘证门》中则指出喘证寒热虚实治疗的区别，"风寒伤肺气喘急，表热无汗华盖方，肺虚被邪紫苏饮，无邪气逆降气汤。"

四、临床证治经验举例

1.风寒袭肺证

症状：咳喘气逆，呼吸急促，胸部胀闷，痰多稀薄而带泡沫，色白质黏，兼头痛、鼻塞、无汗、恶寒、发热，舌苔薄白而滑，脉浮紧。

治法：辛温解表，宣肺平喘。

新安方剂：华盖散。

吴谦《医宗金鉴·喘吼总括》"治风寒袭肺"用华盖散（麻黄、杏仁、苏子、甘草、橘红、赤茯苓、桑白皮）。方中麻黄宣肺化痰、解表发汗为君；杏仁、苏子降气消痰、宣肺止咳为臣；橘红理气燥湿，桑白皮泻肺利水，茯苓渗湿行水，三味共奏行气祛水之功以消痰为佐；甘草调和诸药为使。共成辛温解表、宣肺平喘之功效。

2.表寒里热证

症状：喘逆上气，息促、鼻煽，咳而不爽，吐痰稠黏胸胀或痛，形寒，身痛，无汗，苔薄白，身热，口渴，汗出，烦闷，苔黄，脉浮数或浮滑。

治法：解表清里，化痰平喘。

新安方剂：麻杏石甘汤。

叶天士《临证指南医案·喘》"治表寒里热"用麻杏石甘汤（麻黄、杏仁、石膏、甘草）加减。方中麻黄宣肺解表；石膏清泄里热；杏仁降气化痰；甘草调和诸药。

3.痰热郁肺证

症状：喘咳气涌，胸部胀痛，痰稠黏色黄，或有血痰，伴胸中烦闷、身热，有汗，口渴喜冷饮，咽干，面红，尿赤便秘，苔薄黄、黄腻，脉滑数。

治法：清热化痰，宣肺平喘。

新安方剂：桑白皮汤。

徐春甫《古今医统大全·喘证门》"治痰热郁肺"用桑白皮汤加减（桑白皮、黄芩、知母、川贝母、射干、瓜蒌皮、前胡、地龙）。方中桑白皮、黄芩清泄肺热；知母、贝母、射干、瓜蒌皮、前胡、地龙清热化痰定喘。

4.痰浊阻肺证

症状：喘而胸满闷窒，甚则胸盈仰息，咳嗽痰多黏腻色白，咯吐不利，兼呕恶纳呆，口黏不渴，苔白厚腻，脉滑、濡。

治法：祛痰降逆，宣肺平喘。

新安方剂：二陈汤。

罗美《古今名医汇粹·卷五·病能集三（杂症十三门）》"治痰浊阻肺证"用二陈汤合三子养亲汤（橘红、半夏、茯苓、甘草、紫苏子、白芥子、莱菔子）。方中半夏燥湿化痰、和胃降逆；橘红理气行滞、燥湿化痰；佐以茯苓健脾渗湿；甘草健脾和中、调和诸药；白芥子温肺化痰、利气散结；苏子降气化痰、止咳平喘；莱菔子消食导滞、下气祛痰。

5.肾阳虚证

症状：喘促日久，呼多吸少，气不得续，动则喘甚，小便常因咳甚而失禁或尿后余沥，形瘦神疲，汗出肢冷，面唇青紫，或有跗肿，舌淡苔薄，脉沉弱。

治法：补肾纳气。

新安方剂：黑锡丹合金匮肾气汤。

吴谦《医宗金鉴·喘吼总括》"治肾阳虚证"用黑锡丹合金匮肾气汤（黑锡、硫黄、川楝子、胡芦巴、木香、制附子、肉豆蔻、补骨脂、沉香、小茴香、阳起石、肉桂、熟地黄、山药、山茱萸、茯苓、丹皮、泽泻、牛膝、车前子）。方中黑锡性味甘寒，有坠痰解毒、镇心安神的作用，与辛热的硫黄配伍，阴敛阳降；木香行气醒脾，川楝子疏利肝气，调和温燥；更用制附子、肉桂、阳起石、补骨脂、胡芦巴温补肾阳，佐以小茴香、沉香、肉豆蔻理气散寒。熟地黄、山茱萸、山药滋补肝、脾、肾三脏之阴，以泽泻、茯苓利水渗湿，丹皮擅入血分，车前子、牛膝清热、引药入肾，增强药物作用。诸药合用，共奏补肾精、温肾纳气平喘。

> **思考题**
> 1.新安医家对喘证的临床特征有何认识？
> 2.新安医家对喘证的主要成因、病理机制和论治方法有何认识？

第五节　肺　痈

肺痈是肺叶生疮，形成脓疡的一种病证，临床以咳嗽、胸痛、发热、咯吐腥臭浊痰，甚则脓血相兼为主要特征。主要由于热邪犯肺，内蕴不解，壅滞肺络，以致血败肉腐而化脓成痈。元代程杏轩在《医述·杂证汇参》中认为，"肺痈咳嗽，风寒外袭，积热内伤，蓄有脓血也"。

一、病因病机认识

新安医家认为，感受外邪，内犯于肺，或痰热素盛，以致邪热郁肺，阻滞肺络，痰热瘀血互结，酝酿成痈，血败肉腐化脓，是肺痈的主要病因和病机。其病位在肺。

如《医宗金鉴·外科心法要诀》中指出："此症系肺脏蓄热，复伤风邪，郁久成痈。"

《古今医统大全·卷之四十五·肺痈证》中指出："肺痈者，由风寒伤于肺，其气结聚所成也。肺主气，候皮毛。劳伤血气，腠理开而受邪，气虚者，邪乘虚伤肺，寒搏于血，蕴结成痈，积热不散，败血为脓……"

本病起始，一般均表现为热证、实证。肺痈脓疡破溃，则咳吐大量腥臭脓痰，若邪毒渐尽，则病情渐趋好转；但因热邪熏灼，气阴受损，故此时常有气耗阴伤的病机变化，因而成为虚实夹杂之证；若溃后脓毒不尽，正虚邪恋，则病情迁延反复，日久不愈，气耗阴伤的表现更为突出。

二、病证鉴别诊断

1.肺痈与肺痿疾病间的鉴别诊断　肺痿是以肺脏痿弱为主要病变的慢性衰弱疾患，吐浊唾涎沫是一个重要症状。起病缓，病程长，形体虚，多继发于其他疾病。有虚热及虚寒两种类型，但以虚热者为多。《古今医统大全·肺痿证》中记载"寸口脉数而虚者，为肺痿，脉数实为肺痈，为咳伤肺而成痈也"。《医宗金鉴·肺痿肺痈咳嗽上气病脉证并治第七》中阐述，"肺痿得之于热亡津液，虚邪也，故脉数而虚；肺痈得之于热毒蓄结，实邪也，故脉数而实。"

2.加强对病情顺逆的判断　《医宗金鉴·外科卷下》中记载："溃后脓稠能食吉，脓清兼血不食凶。"溃脓期是肺痈病情顺逆的转折点。溃后声音清朗，脓血稀而渐少，腥臭味转淡，饮食知味，胸胁稍痛，身体不热，坐卧如常，脉象缓滑为顺证，反之为逆。

三、治疗原则发挥

强调肺痈证成脓前的及时治疗 早在《医宗金鉴·肺痿肺痈咳嗽上气病脉证治第七》中就提出"……热之所过，血为之凝滞，蓄结痈脓，吐如米粥；始萌可救，脓成则死。"肺痈一病为热毒痰瘀蕴肺，成痈酿脓，要力争早期确诊，及时治疗，在未成脓之前予大剂量清肺、散结、消痈之品以求消散，病情较轻，疗程较短。老人、儿童和饮酒成癖者患之，因正气虚弱，或肺有郁热，须防其病情迁延生变。

正如《古今名医汇粹·病能集三（杂证十三门）》指出"如先即能辨其脉症，属表属里，极力开提、攻下，无不愈者。若至脓血吐出，始识其症，嗟无及矣，间有痈小气壮，胃强善食，仍可得生。然不过十中一二，此症治法，用力全在成痈之先。"

四、临床证治经验举例

1.肺痈初期

症状：发热、微恶寒，咳嗽、胸痛，呼吸不利，咯白色黏痰，痰量日渐增多，口干鼻燥，苔薄黄，脉浮滑而数。

治法：疏风散热，宣肺化痰。

新安方剂：射干麻黄汤。

吴谦《医宗金鉴·外科卷下》"治肺痈初期"用射干麻黄汤（射干、麻黄、生姜、细辛、紫菀、款冬花、大枣、五味子、半夏）。方中麻黄宣肺温肺、化饮散寒、止咳平喘，射干泻肺降逆、利咽散结、祛痰化饮，二者为君药；寒饮内盛，以细辛温肺化饮、温宣肺气；紫菀泄肺止咳、降逆祛痰、温化寒饮、调畅气机，与款冬花相配伍，一宣一降，调理肺气；痰饮蕴结，以半夏燥湿化痰，生姜降逆化饮，畅利胸膈，助半夏降逆化痰，共为臣药；肺气上逆，以五味子收敛肺气，使肺气宣降有序，兼防宣发降泄伤肺气，为佐药；大枣补益中气，生化气血，滋荣肺气，为佐使药，共奏降气祛痰之功。

2.肺痈成痈期

症状：身热转甚，时时振寒，继则壮热不寒，汗出烦躁，咳嗽气急，胸满作痛，转侧不利，咳吐浊痰，呈黄绿色，自觉喉中有腥味，口干咽燥，苔黄腻，脉滑数。

治法：清热解毒，化痰祛瘀。

新安方剂：千金苇茎汤。

吴谦《医宗金鉴·外科卷下》治"肺痈成痈期"用千金苇茎汤（苇茎、冬瓜子、薏苡仁、桃仁）。方中苇茎善清肺热，为君药；冬瓜子涤痰排脓，清热利湿为臣药；薏苡仁清化痰热，利湿排脓；桃仁活血祛瘀，与冬瓜子配伍，可泄痰瘀从大便而解，瘀去则痈消，以为佐药，共奏清化、逐瘀、排脓之效。

3.肺痈溃脓期

症状：痰量增多，咯吐大量脓血，或如米粥，腥臭异常，甚有咯血，胸中烦满而痛，气喘不能卧，身热面赤，烦渴喜饮，舌质红或绛，苔黄腻，脉滑数。

治法：清热解毒，化瘀排脓。

新安方剂：桔梗汤。

吴谦《医宗金鉴·外科卷下》治"肺痈溃脓期"用桔梗汤（苦桔梗、甘草）。方中桔梗宣肺化痰利咽，且能排脓；甘草清热解毒，二药配伍，共奏清热利咽、宣肺化痰、排脓解毒之功效。

4.肺痈恢复期

症状：身热渐退，咳嗽减轻，咯吐脓血渐少，臭味也淡，痰液转为清稀，精神食欲均见好转，胸胁隐痛，难以久卧，气短，自汗，面色不华，精神萎靡，舌质淡红，苔薄，脉细；低热，午后潮热，盗汗，心烦，口燥咽干，形体消瘦，舌质红，脉细数。

治法：益气养阴，扶正托邪。

新安方剂：清金宁肺丸。

吴谦《医宗金鉴·外科卷下》治"肺痈恢复期"用清金宁肺丸（黄芩、陈皮、茯苓、桔梗、贝母、人参、麦冬、地骨皮、柴胡、川芎、白芍、黄连、五味子、天冬、生地黄、熟地黄、当归、白术、甘草）。方中用八珍汤（人参、茯苓、炒白术、炙甘草、当归、生地黄、熟地黄、炒白芍、川芎）补气血以固本，用桔梗、贝母、陈皮、五味子化痰止咳，用地骨皮、银柴胡、胡黄连、麦冬、天冬滋阴清热，用黄芩泻火解毒。诸药合用，补泻同用，攻补兼施。

思 考 题

1.新安医家对肺痈论治的诊断及鉴别诊断有何认识？

2.新安医家对肺痈论治各个病期的辨证论治有何特色？

第六节　肺　痨

肺痨是由于正气虚弱，感染痨虫，侵蚀肺脏所致，以咳嗽、咯血、潮热、盗汗以及形体逐渐消瘦为临床特征，《医学心悟·虚劳》中明确指出"劳症之有虫，如树之有蠹，去其蠹而后培其根，则树木生长。劳症不去虫，而徒恃补养，未见其受益者，古法具在，不可废也。"新安医家指出杀虫不仅有治疗意义，还有预防意义。

一、病因病机认识

新安医家认为，正气虚弱，感染"痨虫"，导致肺脏损伤，久则损及脾肾两脏是肺痨的主要病因和病机。

肺痨古称"痨疰"等，如《医宗金鉴·杂病心法要诀》中指出，"痨瘵日久，有生恶虫，身死之后，多遭传染，甚而灭门，名曰传尸痨"。可见新安医家已经认识到肺痨有很强的传染性，并指出了其病因病机，如《古今医统大全·痨瘵门》中指出"痨瘵之证非止一端，其始也，未有不因气体虚弱，劳伤心肾而得之，又有外感风寒暑湿之气，先为疟疾，以致咳嗽，寒邪入里，失于调治，又不能保养，过于房劳，伤于饮食，久而成痨瘵之候。"本病的病因是痨虫，病位在肺，发病及病机演变决定于正气强弱，病变性质为阴虚，病变过程中可以形成五脏亏损，而以肺脾肾三脏为重点。

二、病证鉴别诊断

1.强调肺痨是具有传染性的疾病　《古今医统大全·痨瘵门》中指出"一人患瘵，而后传注数十百人，甚而致于灭门者，诚有之矣。"在《医宗金鉴·痨瘵总括》中亦指出，"痨瘵日久，有生恶虫，身死之后，多遭传染，甚而灭门，名曰传尸痨……"新安医家指出与患者直接接触引起传染的可能性，且认为传染性并非局限于家族。

2.加强对病情预后的判断　《医宗金鉴·杂病心法要诀》中指出"痨瘵至泻则必死，不泻能食尚可痊。"亦即"有胃气则生，无胃气则死"之意也。正气强弱不仅是发病的关键，也是肺痨传变、转归的决定性因素。

三、治疗原则发挥

治疗当以甘寒养阴为主，适当佐以清火，重视养生调摄　《医宗金鉴·杂病心法要诀》中对于补阴治疗有详细的叙述，"痨瘵之人，病至大便泄泻，则必死矣，若不泻能食，尚堪任药攻治，故可痊也。初取利后，审其热之微甚，人之强弱。若热甚人强，宜用柴胡清骨散；热不甚人弱，宜用黄耆鳖甲散；热微人弱，宜用十全大补，人参养荣等汤。若皮外发热，加柴胡，胡连；骨内蒸热，加青蒿，鳖甲；午后阴虚发热，宜用补阴诸丸汤药……"

在《古今医统大全·痨瘵门》中则指出重视养生调摄的重要性，"然必须病患惜命，坚心定志，绝房室，息妄想，戒恼怒，节饮食，以自培其根，此谓内外交治，可获全功。"

补虚以复其真元，是治疗肺痨的法则之一。由于肺痨的病机本质为阴虚，故补虚主要是滋阴。但应注意慎用寒凉之品，免伤胃气，以甘平滋阴法为肺痨补虚的主要方法。

四、临床证治经验举例

1.肺阴亏损证

症状：干咳，咳声短促，或咯少量黏白痰，痰中带血丝或血点，色鲜红，胸部隐痛，午后手足心热，皮肤干灼，口干咽燥，或轻微盗汗，疲倦乏力，纳食不香，舌苔薄白而滑，脉浮紧。

治法：滋阴润肺。

新安方剂：柴胡清骨散。

吴谦《医宗金鉴·劳瘵总括》"治肺阴亏损证"用柴胡清骨散（秦艽、知母、炙甘草、胡黄连、鳖甲、青蒿、柴胡、地骨皮、薤白、猪髓、猪胆汁、童便）。方中秦艽、胡黄连、鳖甲、青蒿、猪髓退虚热；猪胆汁清热润燥，童便清相火，知母清热泻火、滋阴润燥；柴胡疏散退热、升举阳气；地骨皮凉血除蒸、清肺降火，共奏滋阴润肺之功，加以薤白通阳散结、行气导滞；炙甘草调和诸药。

2.虚火灼肺证

症状：咳呛气急，痰少质黏，或吐痰黄稠量多，时时咯血，血色鲜红，午后潮热，骨蒸颧红，五心烦热，盗汗量多，心烦失眠，性急易怒，胸胁掣痛，舌干红，苔薄黄而剥，脉细数。

治法：滋阴降火。

新安方剂：《局方》秦艽鳖甲散。

徐春甫《古今医统大全·痨瘵》治"虚火灼肺证"用《局方》秦艽鳖甲散［秦艽、鳖甲（制）、荆芥、前胡、柴胡、贝母、白芷、天仙藤、陈皮、青皮、炙甘草、肉桂、羌活、葛根］。方中秦艽、柴胡、前胡清热除蒸；鳖甲、贝母滋阴润肺；天仙藤、陈皮、青皮以行气。荆芥、白芷、羌活解表散寒祛风；肉桂温中散寒、理气；葛根解肌退热、升阳生津，炙甘草调和诸药。

3.气阴耗伤证

症状：咳嗽无力，气短声低，咯痰清稀色白，量较多，偶或夹血，或咯血，血色淡红，午后潮热、盗汗、颧红、舌质淡红，脉细数，畏风、畏寒、神倦、自汗、纳少、腹胀、便溏、面色㿠白、舌边有齿痕。

治法：益气养阴。

新安方剂：葛可久十药神方之保真汤。

徐春甫《古今医统大全·痨瘵门》治"气阴耗伤证"用"葛可久十药神方"之保真汤（当归、生地黄、白术、黄芪、人参、莲心、赤茯苓、白茯苓、天门冬、麦冬、陈皮、白芍、知母、黄柏、五味子、柴胡、地骨皮、熟地黄、赤芍、甘草）。方中人参、白术、黄芪、茯苓、甘草、陈皮益气健脾、行气燥湿，以助运化；天门冬、赤芍、白芍、麦冬、当归、熟地黄滋阴养血；赤茯苓、五味子安神定志，生地黄、知母、黄柏、地骨皮养阴清热；柴胡和解去热。全方配伍，有益气健脾、滋阴补血清热之功效。

思考题
1.新安医家对肺痨的病机有何认识？
2.试述新安医家对肺痨论治的原则。

第七节　肺　胀

肺胀是多种慢性肺系疾患反复发作，迁延不愈，导致肺气胀满，不能敛降的一种病证。临床主要表现为胸部胀满，憋闷如塞，喘息上气，咳嗽痰多，烦躁，心悸，面色晦暗，或唇甲紫绀，脘腹胀满，肢体浮肿等。严重者可出现神昏、惊厥、出血、喘脱等危重证候。《灵枢经》曰："夫心胀者，烦心短气，卧不安。肺胀者，虚满而喘咳。"

一、病因病机认识

新安医家认为，久病肺虚，感受外邪，以致肺气胀满，张缩无力，不能敛降是肺胀的主要病因和病机。

《重订丹溪心法·咳嗽十六》即言"肺胀而嗽，或左或右，不得眠，此痰挟瘀血碍气而病。", 提出了肺胀病理是痰瘀阻碍肺气宣降所致。《医宗金鉴·订正仲景全书金匮要略注》指出"上气咳逆喘而躁急者, 属肺胀也, 乃风郁于外, 水逆于中之候""外邪内饮, 填塞肺中, 为胀、为喘、为咳而上气。"故其病位主要在肺, 兼及他脏。肺、肾、心、脾脏气虚为本, 痰浊、水饮、血瘀互结为标, 两者彼此影响。

二、病证鉴别诊断

1.强调了多种慢性肺系疾病均可积渐而成肺胀 《金匮要略》提出"咳而上气, 此为肺胀。"对此《医宗金鉴·订正仲景全书金匮要略注》指出"咳而上气, 则其气之有冲而不下, 可知矣; 其咳之相连而不已, 可知矣, 此皆属肺之胀使之也。邪入于肺则气壅, 气壅则欲不喘不可得, 惟喘极, 故目如脱, 所以肺胀与喘之至也。"由于慢性咳喘气逆长期反复发作, 以致引起五脏功能失调, 气血津液运行敷布障碍, 终致肺失肃降、肾不纳气, 发为肺胀。

2.对喘、胀二证要识标本先后 《古今医统大全·喘证门》中指出"是小便之行, 由于肺气之降下而输化也。若肺受邪而上喘, 则失降下之令, 故小便渐短, 以致水溢皮肤而生肿满, 此则喘为本而肿为标, 故当清金降气为主, 而行水次之。若脾土受伤而不能制水, 则水湿妄行, 浸渍肌肉。水既上溢, 则邪反侵, 肺气不得降而主喘矣。此则胀为本而喘为标, 治当实水为主而清金次之。"新安医家指出肺胀的辨证属标实本虚, 应分清标本主次。早期以气虚为主, 或为气阴两虚, 病在肺、脾、肾; 后期气虚及阳, 甚则可见阴阳两虚, 病变以肺、肾、心为主。

三、治疗原则发挥

治疗应抓住治标、治本两个方面, 祛邪与扶正共施。

《医学心悟·喘》提出"假如风寒外客而喘者, 散之; 直中于寒而喘者, 温之; 热邪传里, 便闭而喘者, 攻之; 暑热伤气而喘者, 清而补之; 湿痰壅遏而喘者, 消之; 燥火入肺而喘者, 润之。此外感之治法也。各详本门。若夫七情气结, 郁火上冲者, 疏而达之, ……肾水虚而火上炎者, 壮水制之, ……肾经真阳不足而火上泛者, 引火归根, ……若因脾虚不能生肺而喘者, 补土生金。此内伤之治法也。"故新安医家指出: 标实者, 根据病邪性质, 采取祛邪宣肺、降气化痰等法。本虚者, 当以补养心肺、益肾健脾为主。正虚邪实者, 治当扶正祛邪、标本兼顾、分清主次。

四、临床运用与辨治特色

1.痰浊壅肺证

症状: 胸膺满闷, 短气喘息, 稍劳即著, 咳嗽痰多, 色白黏腻或呈泡沫, 畏风易汗, 脘痞纳少, 倦怠乏力, 舌暗, 苔薄腻或浊腻, 脉滑。

治法: 化痰降气。

新安方剂: 《和剂》苏子降气汤。

徐春甫《古今医统大全·诸气门》"治痰浊壅肺证"用《和剂》苏子降气汤〔(净炒)

紫苏子、半夏、前胡、当归、陈皮、厚朴、肉桂、甘草、生姜]。方中紫苏子降气平喘、祛痰止咳，为君药；半夏燥湿化痰，厚朴下气宽胸除满，前胡下气祛痰止咳，三药助紫苏子降气祛痰平喘之功，共为臣药；君臣相配，以治上实。肉桂温补下元，纳气平喘，以治下虚，当归养血补肝润燥，同肉桂以增温补下虚之效；略加生姜以散寒宣肺，为佐药；甘草和中调药，是为使药。

2.痰热郁肺证

症状：咳逆，喘息气粗，胸满，目胀睛突，痰黄或白，黏稠难咯，或伴身热，微恶寒，有汗不多，口渴欲饮，尿黄，便干，舌边尖红，苔黄或黄腻，脉数或滑数。

治法：清肺化痰，降逆平喘。

新安方剂：《金匮》越婢加半夏汤。

吴谦《医宗金鉴·肺痿肺痈咳嗽上气病脉证并治第七》"治痰热郁肺证"用《金匮》越婢加半夏汤（麻黄、石膏、生姜、大枣、甘草、半夏）。方中麻黄散表邪；石膏清内热；甘草、大枣养正缓邪；半夏、生姜降逆下气。

3.水饮泛滥证

症状：心悸，喘咳不能平卧，咯痰清稀，面浮，下肢浮肿，甚则一身尽肿，腹部胀满有水，脘痞，纳差，尿少，畏寒，面唇青紫，舌胖质黯，苔白滑，脉沉细。

治法：化饮利水。

新安方剂：泽漆汤。

吴谦《医宗金鉴·肺痿肺痈咳嗽上气病脉证并治第七》"治水饮泛滥证"用泽漆汤（半夏、紫菀、泽漆、生姜、白前、甘草、黄芩、人参、桂枝）。方中以泽漆为君，逐水消痰；桂枝通阳、温化水气；紫菀、白前温肺止咳平喘；生姜、半夏健脾涤痰、散饮；黄芩清肺，除水饮郁生之热；人参、甘草扶正健脾、运化水湿。诸药共奏化饮利水之功效。

4.肺肾两虚证

症状：呼吸浅短难续，声低气怯，甚则张口抬肩，不能平卧，咳嗽，痰白如沫，咯吐不利，胸闷心悸，形寒汗出，腰膝酸软，小便清长，或尿有余沥，舌淡或黯紫，脉沉细无力，或结、代。

治法：补肺摄纳，降气平喘。

新安方剂：补肺汤。

徐春甫《古今医统大全·咳嗽门》"治肺肾两虚证"用补肺汤（人参、黄芪、五味子、熟地黄、紫菀、桑白皮）。方中人参、黄芪益气补肺；五味子收敛肺气；熟地黄滋肾填精；紫菀、桑白皮消痰止咳、降气平喘。诸药配伍，达补益肺肾，化痰平喘之效。

思考题

1.新安医家对肺胀的论治有何特色？

2.新安医家对喘、胀二证标本先后的认识有何见解？

第八节 肺 痿

肺痿是指肺叶痿弱不用,临床每以咳吐浊唾涎沫为主症,为肺脏的慢性虚损性疾患,在《医门法律·肺痿肺痈门》中就指出"肺痿者,肺气萎而不振也。"临床表现以气短、咳吐浊唾涎沫、反复发作为特点。

一、病因病机认识

新安医家认为,久病损肺、误治津伤,导致热在上焦,肺燥津伤,或肺气虚冷、气不化津,以致津气亏损,肺失濡养,肺叶枯萎是肺痿的主要病因和病机。

在《医述·肺痿肺痈》中即指出肺痿"总由胃中津液不输于肺,肺失所养,转枯转燥,然后成之。"《医门法律·肺痈肺痿门》中亦指出由于"医者粗率,不知爱护,或腠理素疏,无故而大发其汗,或中气素馁,频吐以倒倾其囊,或瘅成消中,饮水而渴不解。"故肺痿的基本病机是肺脏虚损、津气大伤,以致肺叶枯萎。其病位在肺,但与脾、胃、肾等脏腑密切相关。

二、病证鉴别诊断

肺痿与肺痈的鉴别诊断 《古今医统大全·肺痿证》中记载"寸口脉数而虚者,为肺痿,脉数实为肺痈,为咳伤肺而成痈也",对此《医宗金鉴·肺痿肺痈咳嗽上气病脉证并治第七》中阐述,"肺痿得之于热亡津液,虚邪也,故脉数而虚;肺痈得之于热毒蓄结,实邪也,故脉数而实。"肺痿以反复长期咳吐浊唾涎沫为主症,肺痈则以咳则胸痛,咳痰腥臭,甚则咳吐脓血为主症,结合病史可以鉴别。

对于二者病因,《金匮玉函经二注·肺痿肺痈咳嗽上气病脉证治第七》中指出"肺为娇藏,肺气素为形寒饮冷而受伤,久久出汗过多而不瘥,气馁不振,即为肺痿。其风伤皮毛,热伤血脉,风热相搏,气血稽留,遂为肺痈。"故肺痈属实,肺痿属虚,肺痈失治久延,可以转为肺痿。

三、治疗原则发挥

注意调补脾胃,顾护津液

1.《临证指南医案·肺痿》中指出:"脉细心热,呼吸有音,夜寐不寐,过服发散,气泄阳伤,为肺痿之。",并指出"仲景法以胃药补母救子",脾胃为后天之本,肺金之母,培土有利于生金。

2.不可妄投燥热,以免助火伤津,亦忌苦寒滋腻碍胃。肺痿病属津枯,故应时刻注意保护其津,无论寒热,皆不宜妄用温燥之药,消灼肺津。即使虚寒肺痿,亦必须掌握辛甘合用的原则。《临证指南医案·肺痿》中亦指出,"过辛则正气散失,音不能扬,色消吐涎喉痹。是肺痿难治矣,仿内经气味过辛,主以甘缓。"新安医家指出对于肺痿的治疗,应时刻注意保护津液,重视调理脾肾。

四、临床证治经验举例

1.虚热证

症状：咳吐浊唾涎沫，其质较黏稠，或咳痰带血，咳声不扬，甚则音哑，气息喘促，口渴咽干，午后潮热，皮毛干枯，舌红而干，脉虚数。

治法：滋阴清热，润肺生津。

新安方剂：仲景麦门冬汤。

叶天士《临证指南医案·肺痿》治"虚热证"用仲景麦门冬汤（麦门冬、半夏、人参、甘草、粳米、大枣）。方中麦门冬补虚润燥、健脾镇咳，为主药；佐以人参、甘草、粳米、大枣补中益气；伍以半夏下气逐饮。共奏滋阴清热，润肺生津之功。

2.虚寒证

症状：咯吐涎沫，其质清稀量多，口不渴，短气不足以息，头眩，神疲乏力，食少，形寒肢冷，面白虚浮，小便数，或遗尿，舌质淡，脉虚弱。

治法：健脾益气，温中祛寒。

新安方剂：甘草干姜汤。

徐春甫《古今医统大全·肺痿证》治"虚寒证"用甘草干姜汤（甘草、干姜）。方中甘草益气补中，干姜温里散寒，相合为用，"甘以滋液，辛以散寒。"温补肺脾。

思考题

1.新安医家对肺痿和肺痈的发病机理有何认识？

2.试述新安医家对肺痿辨证论治的原则和经验。

第二章　心系病证

心为十二官之主，主血脉，藏神明，其华在面，开窍于舌，与小肠相表里。心的阴阳气血是心进行生理活动的基础。心气心阳主要推动血液运行，心阴心血则可濡养心神。心的病理表现主要是血脉运行的障碍和情志思维活动的异常。心的病理性质主要有虚实两个方面，虚证为气血阴阳的亏损，实证为痰、饮、火、瘀等阻滞气血。此外，心为五脏六腑之大主，其他脏腑病变常累及于心，而血脉运行与神志失常亦与其他脏腑有关。如血不循经之血证，肺肾气竭、心阳虚衰之喘脱，心热下移之淋证等，亦均涉及到心，但因主次有异，故分别归于气血津液病、肺系病证和肾系病证，临证当联系互参。

根据心的生理功能和病机变化特点，新安医家认为正虚邪扰，血脉不畅，心神不宁，则为心悸；寒、痰、瘀等邪痹阻心脉，胸阳不展，则为胸痹；阳盛阴衰，阴阳失调，心肾不交则为不寐。本章仅就心悸、胸痹、不寐展开讨论。

第一节　心　悸

心悸是指病人自觉心中悸动，惊惕不安，甚则不能自主的一种病证。病情较轻者为惊悸，病情较重者为怔忡，可呈持续性。如吴谦在《医宗金鉴·卷二十》中说："寸口通指三部也。脉动而弱，主惊悸病也。动即为惊，以惊为外触而动也；弱即为悸，以悸为内生而怯也。"可见新安医家对心悸的认识已经比较深刻。

一、病因病机认识

新安医家认为，感受外邪、情志所伤、饮食失调、劳欲过度、他病失养，以致气血阴阳亏损，心神失养，或痰、饮、火、瘀阻滞心脉，扰乱心神是心悸的主要病因和病机。

如徐春甫说："人之所主者心，心之所主者血。心血一亏，神气不守，此惊悸之所肇端也。惊者恐也，悸者怖也，血不足则神不守，神不守则惊恐悸怖之证作矣"（《古今医统大全·卷之五十》）。其认为心血不足可致心神失养，发为心悸。吴澄在《不居集·上卷》中指出痰火上扰心神则为悸："心者，身之主，神之舍也。心血不足，多为痰火扰动。"

二、病证鉴别诊断

1. 强调惊悸与怔忡的鉴别　孙一奎在《赤水玄珠·卷六》中指出："怔忡者，心中惕惕然动，不自安也。惊者，从外而入，或耳闻异声，目击异物，惊而惧也。悸者，心中畏怯，动而怕惊也。怔忡止于心不自安，悸则心既动而又恐恐然畏惧，如人将捕之，惊而骇也。"徐春甫在《古今医统大全·卷之五十》中言明："怔忡证，心中惕惕，摇动而不得安静，无时而作者是也。惊悸者，蓦然而跳跃，忽闻声而即惊，或触事而即悸，有时而仆者是也。其为证虽少异，其为治则大同，皆不外乎心、肝、胆过劳伤触而致者也。"各位医家从不同方面分别指出了惊悸与怔忡的区别。

2.强调虚、实、痰、火、气、血等证候辨别 叶天士指出："怔忡……有血虚与痰，有阴火上冲，怔忡不已，甚者火炎于上，或头运眼花，不可竟作虚论。若误认为痰火而妄施清利，则速其危矣。认是痰火，只作痰火治。"可见怔忡的治疗当分清虚实，"考之《准绳》中为痰为火为郁，为思虑劳心，致怔忡者不一，不宜竟言虚而用补，须将《准绳》中逐一分别明白可也"（《景岳全书发挥·卷之二》）。徐春甫亦强调了临证中分清虚实的重要性："郁痰留饮，积于心包胃口而致惊悸怔忡者有之，此又不可概以虚而治也。医者当参究脉候立方处治，速能奏功"（《古今医统大全·卷之五十》）。

三、治疗原则发挥

1.要辨证处理好虚实主次之间的关系 叶天士指出："然悸证有九，其治法惟三。一曰气虚，因发表太过，气衰神弱，心虚不能自持。二曰水停心下，水气乘心，心火畏水不能安。三曰汗为心液，汗之过多，液去心空，无所倚依。各从证治，或养神，或补气，或温经分水可也"（《叶天士医效秘传·卷二》）。认为本病以虚实错杂为多见，且虚实的主次、缓急各有不同，故治当相应兼顾。徐春甫论及本病治疗，认为应分清主次，相应兼顾："治惊悸必先以养心安神之剂，随后豁痰，或用吐法，大便结而脉实者，以朱砂滚痰丸下之，一服不愈，再服之，无不愈者"（《古今医统大全·卷之五十》）。

2.注意灵活配合安神之品 叶天士指出："若因惊而病者，如惊则气乱，而心无所倚，神无所归，虑无所定之类，此必于闻见夺气而得之，是宜安养心神，滋培肝胆，当以专扶元气为主。必兼清火而治，自然奏效……总之主气强者不易惊，而易惊者，必肝胆之不足也。不足而有火，火性动故也"（《景岳全书发挥·卷二》）。可见酌情配合安神镇心之品在心悸的治疗中也很重要。

四、临床证治经验举例

1.心虚胆怯证

症状：心虚胆怯多见心悸不宁，善惊易恐，坐卧不安，不寐，多梦易醒，恶闻声响，食少纳呆，苔薄白或如常，脉数或虚弦。

治法：镇惊定志，养心安神。

新安方剂：安神定志丸。

程国彭《医学心悟·不得卧》治"有惊恐不安卧者，其人梦中惊跳怵惕"用安神定志丸（茯苓、茯神、人参、远志、石菖蒲、龙齿）。方中龙齿、石菖蒲化痰宁心、镇惊安神；远志、茯神养心安神；人参、茯苓益气壮胆，诸药合用，共奏安神定志、益气镇惊之功。

2.心血不足证

症状：心血不足多见心悸气短，头晕目眩，失眠健忘，面色无华，神疲乏力，或纳呆食少，舌淡白，苔薄，脉细弱。

治法：补益气血，养心安神。

新安方剂：养心汤。

徐春甫在《古今医统大全·卷之七十·不寐候》治血虚之神失所养，失眠心悸用养心汤（当归、生地黄、熟地黄、茯神、人参、麦门冬、五味子、柏子仁、酸枣仁、炙甘草）。方中当归、生地黄、熟地黄滋阴养血；茯神、五味子、柏子仁、酸枣仁养心安神；人参、麦门冬益气养阴；炙甘草补养心气，调和诸药。诸药合用，共奏滋阴养血、宁心安神之功。

3.阴虚火旺证

症状：阴虚火旺多见心悸易惊，心烦失眠，五心烦热，口干盗汗，伴耳鸣腰酸，头晕目眩，急躁易怒，舌红少津，苔少或无，脉细数。

治法：镇心安神，清热养血。

新安方剂：朱砂安神丸。

吴崑《医方考·卷五》治"梦中惊悸者，心血虚而火袭之"用朱砂安神丸（朱砂、黄连、生地黄、炙甘草、当归）。方中"朱砂之重，可使安神；黄连之苦，可使泻火；生地黄之凉，可使清热；当归之辛，可使养血；乃甘草者，一可以缓其炎炎之焰，一可以养气而生神也。"故适用于阴血不足、虚火亢盛、惊悸怔忡、心神烦乱、失眠多梦等证。

4.水饮凌心证

症状：水饮凌心多见心悸眩晕，胸脘痞满，形寒肢冷，渴不欲饮，小便短少，或下肢浮肿，恶心流涎，舌淡胖，苔白滑，脉弦滑。

治法：温补脾阳，除湿定悸。

新安方剂：姜术汤。

徐春甫《古今医统大全·卷之五十》以姜术汤（干姜、白术、茯苓、半夏、桂枝、甘草）治"心下停饮怔忡"。本方在苓桂术甘汤基础上加干姜和半夏。方中桂枝、干姜通阳化气；茯苓淡渗利水；白术健脾益气助阳；半夏燥湿化痰；甘草调和诸药。

5.瘀阻心脉证

症状：瘀阻心脉多见心悸不安，胸闷不舒，心痛时作，或见唇甲青紫，舌质紫暗或有瘀斑，脉涩或结或代。

治法：活血化瘀，镇心安神。

新安方剂：桃仁琥珀方。

叶天士《临证指南医案·卷八》治"血络瘀阻，胁痛心悸"用桃仁琥珀方（桃仁、柏子仁、茜草、当归、橘红、琥珀）。方中以桃仁、茜草、当归活血化瘀通络；橘红理气；柏子仁、琥珀安神镇心。

6.痰火扰心证

症状：痰火扰心多见心悸时发时止，受惊易作，胸闷烦躁，失眠多梦，口干苦，大便秘结，小便短赤，舌红，苔黄腻，脉弦滑。

治法：清热泻火，燥湿化痰。

新安方剂：半夏黄连方。

《临证指南医案·卷八》治"痰火扰心，似乎懊憹之象，心悸震动"用半夏黄连方（半夏、黄连、石菖蒲、蛤蚧粉、枳实、茯苓、郁金、橘红、竹沥、姜汁）。方中以半夏、蛤蚧粉、茯苓、竹沥、姜汁化痰；橘红、枳实、石菖蒲、郁金理气；黄连清热燥湿。此方由小半夏汤加味而成，有清痰火、宣气郁之功，对痰火扰心所致心悸、癫痫甚效。

思 考 题

1.新安医家认为心悸的治疗要注意什么？
2.试述新安医家对心悸各证型的辨证论治特色。

第二节　胸　痹

胸痹是指以胸部闷痛，甚则胸痛彻背，喘息不得卧为主症的一种疾病，轻者仅感胸闷如窒，呼吸欠畅，重者则有胸痛，严重者心痛彻背，背痛彻心，即所谓真心痛。由于心痛与胃脘痛及其他上腹疼痛部位相近，后世新安医家将心痛与胃脘痛在病名上作了严格的区分。如孙一奎在《赤水玄珠·卷四》中说："真心痛者，手足青至节，旦发夕死，夕发旦死，寒邪伤其君主也。今之治例，皆非真心痛也，以其在心之部位而名，或心之脉络，或手心主之脉络，或胃脘胸膈，或食伤，或寒伤，或气逆，或痰饮，或死血，或虫，或郁火，皆致痛也。"指出九种心痛中既包括真心痛，也包括胃脘痛或胆道蛔虫症等上腹疼痛证候。

一、病因病机认识

新安医家认为，寒邪内侵、饮食失调、情志失节致寒凝、血瘀、气滞、痰浊，痹阻胸阳，阻滞心脉，或劳倦内伤、年迈体虚使心脉失养等是胸痹的主要病因和病机。

如吴谦说："寸口脉沉而迟，沉则为里气滞，迟则为脏内寒，主上焦脏寒气滞也。关上小紧而疾，小为阳虚，紧疾寒痛，是主中焦气急寒痛也。胸背者，心肺之宫城也，阳气一虚，诸寒阴邪得以乘之，则胸背之气痹而不通，轻者病满，重者病痛，理之必然也，喘息、咳唾、短气证之必有也"（《医宗金鉴·卷二》）。

二、病证鉴别诊断

强调心痛与胃脘痛的鉴别　孙文胤在《丹台玉案·卷之三》中说："心痛者，非真心痛也，乃心包络与胃脘痛也。然果何以知之？盖心包络护捧其心，脉络相系位居心之四旁，火载痰而上升，碍其所居，胞络为痰相轧，故脂膜紧急而作痛，遂误认以为心痛也。胃脘近心，位居心下，而络于脾，饮食过多，不能克化，伤乎胃脘，病根常在，略伤饮食，即闷闷作痛，亦误认以为心痛也。"并指出："惟平素原无心痛之疾，卒然大痛无声，面青气冷，切牙噤齿，手足如冰冷者，乃真心痛也。盖寒邪直犯君火，旦发则暮死，暮发则旦死，不救之症也。"指出了心痛与胃脘痛有着本质的区别和不同的预后。

三、治疗原则发挥

1.要辨证认识标本缓急的不同　吴谦说："缓急者，谓胸痹痛而时缓时急也，当审其缓急而施治。若缓而不急者，以瓜蒌薤白白酒汤主之。今时缓时急，故以薏苡附子散，急通痹气，以迅扫阴邪也"（《医宗金鉴·卷二》）。也认为辨治胸痹当分清标本缓急，并且认为"胸痛之证，须分属气，属血，属热饮，属老痰。颠倒木金散，即木香、郁金也。属气郁痛者，以倍木香君之。属血郁痛者，以倍郁金君之。为末，每服二钱，老酒调下。虚者，加人参更效。胸中有痰饮热作痛者，轻者小陷胸汤，重者大陷胸汤、丸治之。若吐唾稠黏痰盛，则用控涎丹"（《医宗金鉴·卷四十三》）。这种辨证用药的态度则更加科学。

2.要分清胸痹轻重顺逆的不同　吴谦说："胸痹胸中急痛，胸痹之重者也；胸中气塞，胸痹之轻者也……水盛气者，则息促，主以茯苓杏仁甘草汤，以利其水，水利则气顺矣。气盛水者，则痞塞，主以橘枳实生姜汤，以开其气，气开则痹通矣。"又说："心痛彻背，尚有休止之时，故以瓜蒌薤白白酒加半夏汤平剂治之……心痛彻背，背痛彻心，是连连痛而不休，则为阴寒邪甚，浸浸乎阳光欲熄，非薤白白酒之所能治也，故以乌头赤石脂圆主之。方中乌、附、椒、姜，一派大辛大热，别无他顾，峻逐阴邪而已"（《医宗金鉴·卷二》）。说明胸痹有轻重的不同表现，治疗亦不相同。

四、临床证治经验举例

1.瘀阻脉络证

症状：瘀阻脉络多见心胸疼痛，固定不移，入夜为甚，甚则心痛彻背，背痛彻心，或心悸不宁，舌质紫暗，有瘀斑，苔薄，脉弦涩。

治法：活血化瘀，通脉止痛。

新安方剂：桃仁延胡方。

叶天士《临证指南医案·胸痹》言治"痛久入血络，胸痹引痛"用桃仁延胡方（桃仁、延胡索、川楝子、木防己、桂枝、葱白）。方中以桃仁、延胡索活血止痛；川楝子理气止痛；木防己祛风止痛；桂枝、葱白温通络脉。

2.痰浊闭阻证

症状：痰浊闭阻多见胸闷如窒而痛，痰多气短，形体肥胖，伴有倦怠乏力，纳呆便溏，咯吐痰涎，舌体胖大且边有齿痕，苔浊腻或白滑，脉滑。

治法：通阳泄浊，化痰宣痹。

新安方剂：瓜蒌薤白半夏汤。

吴谦《医宗金鉴·卷二十》治"胸痹，不得卧，心痛彻背者"用瓜蒌薤白半夏汤（瓜蒌、薤白、半夏、白酒）。方中瓜蒌、薤白化痰通阳、行气止痛；半夏清化痰热；白酒增强药势。

3.阴寒凝结证

症状：阴寒凝结多见心痛彻背，喘不得卧，遇寒痛剧，手足不温，冷汗自出，胸闷心悸，面色苍白，苔薄白，脉弦紧。

治法：通阳散寒，行气止痛。

新安方剂：瓜蒌薤白白酒汤。

吴谦《医宗金鉴·卷二十》治"胸痹之病，喘息咳唾，胸背痛，短气，寸口脉沉而迟，关上小紧数"用瓜蒌薤白白酒汤（瓜蒌、薤白、白酒）。方中瓜蒌、薤白化痰通阳、行气止痛；白酒辛温散寒、活血止痛。

1.新安医家认为胸痹与胃脘痛的区别是什么？

2.胸痹的治疗要注意什么？

3.试述新安医家对胸痹各证型的辨证论治经验。

第三节 不 寐

不寐是以经常不能获得正常睡眠为特征的一类病证。程钟龄在《医学心悟·阳明腑病》中记载"不得眠，阴阳皆有之，其狂乱不得眠者，阳明胃热故也。经云：胃不和，则卧不安。胃受热邪，故不和，不和故不眠也。"后世新安医家认为"胃不和则卧不安"，即脾胃不和，痰湿、食滞内扰，以致寐寝不安。其对临床治疗具有重要的临床指导价值。

一、病因病机认识

新安医家认为，饮食不节，情志失常，劳倦、思虑过度及病后、年迈体虚等因素导致心神不安，神不守舍，不能由动转静是不寐的主要病因和病机。

如叶天士说："夜以阴为主，阴气盛则目闭而安卧。若阴虚为阳所胜，则终夜烦扰而不眠也。心藏神，大汗后则阳气虚，故不眠。心主血，大下后则阴气弱，故不眠。热病，邪热盛，二神不清，故不眠。新痊后，阴气未复，故不眠。若汗出，鼻干而不得眠者，又为邪入表也"（《叶天士医效密传·卷二》）。

二、病证鉴别诊断

1.强调不寐与一时性失眠、生理性少寐、其他病痛所致失眠的鉴别 叶天士《景岳全书发挥·卷二》中说："饮浓茶则不寐，饮浓茶令人不寐，此说无本。心有事亦不寐者，以心气之被伐也。盖心藏神，为阳气之宅也，卫主气，司阳气之化也。凡卫气入阴则静，静则寐，正以阳有所归，故神安而寐也。不寐与心神不宁病属二端，不可混而为一。只有心火妄动而神不安，未闻阳有所归而神安也。而浓茶以阴寒之性大制元阳。浓茶谓之阴寒，则黄连、黄柏、石膏等寒药俱不用矣。故欲求寐者，当养阴中之阳。此说大为不经。"可见叶天士也认为不寐应与其他原因所致心神不宁病相鉴别，并指出不寐乃精神两伤之病证，需排除外界干扰及情志影响所致。

2.强调虚、实、外感、内伤等证候的辨别 汪蕴谷《杂症会心录·卷上》中说："平人夜卧之时，呵欠先之者，以阳引而升，阴引而降，阴阳升降，然后渐入睡乡矣。若肝肾阴亏之辈，阳浮于上，营卫不交，神明之地，扰乱不宁，万虑纷纭，却之不去，由是上则两颧赤，中则胃脘胀，下则小便数，而坐以待旦，欲求其目瞑也。得乎，又尝见初睡之时，忽然跳跃似惊而醒……至于外感时疫而不寐者，乃邪气之耗扰。内伤停滞而不寐者，乃胃中之乖戾。更有喘咳不休，诸痛不止，疟痢不愈而不寐者，无非本证之累及，但治其受困之由，而无有不酣睡者矣。"可见虚、实、外感、内伤等证候辨别在不寐临证中非常重要。

三、治疗原则发挥

1.注意不寐有多经病变治疗的不同 叶天士说："有邪而不寐者，去其邪而神自安也，故凡治风寒之邪必宜散，如诸柴胡饮及麻黄、桂枝、紫苏、干葛之类是也。仲景只有阳明病不得眠，未闻有少阳、太阳而不得眠者，此仲景之罪人也。"（《景岳全书发挥·卷二》）。程钟龄也认为除了阳明病外，还有多经病都可导致不寐，其曰："不得眠，阴阳皆有之，其狂乱不得眠者，阳明胃热故也……若初时目痛、鼻干、不得眠者，阳明经病也，葛根汤主之。若蒸热自汗，燥渴脉洪，不得眠者，阳明经腑同病，散漫之热也，白虎加人参汤主之。若潮热自汗，便闭谵语，不得眠者，阳明腑病，结聚之热也，调胃承气汤下之。若伤寒邪气已解，或因食复，遂致烦闷、干呕、口燥、呻吟、不得眠者，以保和汤加芩、连主之……因汗下重亡津液，心蕴虚烦，致不得眠，宜用酸枣仁汤，或真武汤主之。不眠似属寻常，若少阴脉沉细，自利、厥逆、烦躁不得眠者，为难治也。"（《医学心悟·阳明腑病》）。

2.注意精神治疗的作用 叶天士《景岳全书发挥·卷二》载："或无因而偏多妄思，以致终夜不寐，及忽寐忽醒，而为神魂不安等证。心藏神，肝藏魂，二脏之火妄动，则神魂不宁而不寐，非营气不足也。"认为精神因素是导致不寐的重要原因。积极进行心理情志调整，克服过度的紧张、兴奋、焦虑、抑郁、惊恐、愤怒等不良情绪，做到喜怒有节，保持精神舒畅，尽量以放松的、顺其自然的心态对待睡眠，反而能较好地入睡。

四、临床证治经验举例

1.少阳郁火证

症状：少阳郁火多见心烦不寐，急躁易怒，伴头晕头胀，目赤耳鸣，口干而苦，不思饮食，便秘溲赤，舌红，苔黄，脉弦而数。

治法：清胆泻火，解郁安神。

新安方剂：丹皮桑叶方。

叶天士《临证指南医案·卷六》治"少阳郁火不寐"用丹皮桑叶方（丹皮、半夏、钩藤、桑叶、茯苓、橘红）。方中以桑叶、丹皮、钩藤清泻少阳胆经郁火；半夏、橘红、茯苓化痰和胃。全方有清胆和胃之功，为叶氏所创清泻少阳郁火的常用方。

2.痰热扰心证

症状：心烦不寐，痰多胸闷，嗳气吞酸，伴口苦恶食，头重目眩，舌偏红，苔黄腻，脉滑数。

治法：清化痰热，和中安神。

新安方剂：温胆汤。

汪昂在《医方集解·温胆汤》中认为"胆以温为候，虚则寒，寒则不眠。惊悸亦由于胆虚。虚火上溢，故口苦。呕吐多属半表半里少阳胆经之邪。胆虚气郁，致脾生痰涎而烦呕。伤寒病后多有此证。"即所谓"温胆汤（半夏、陈皮、茯苓、甘草、竹茹、枳实）治不眠，用二陈加竹茹、枳实，二味皆凉药，乃以凉肺经之热，非以温胆之寒也。其以'温胆'名汤者，以胆欲不寒不燥，常温为候耳。'胆热好眠'四字，不能无疑也。"可见方中半夏、陈皮、茯苓、枳实、甘草健脾化痰、理气和胃；竹茹清心降火化痰。

3.心脾两虚证

症状：不易入睡，多梦易醒，心悸健忘，肢倦神疲，伴头晕目眩，食少便溏，面色少华，舌淡苔白，脉细弱。

治法：补益心脾，养血安神。

新安方剂：归脾汤。

汪蕴谷在《杂症会心录·卷上》中用归脾汤（人参、白术、茯神、酸枣仁、龙眼肉、黄芪、当归、远志、木香、炙甘草）。黄芪、人参、白术、炙甘草益气健脾，以资气血生化之源；当归、龙眼肉补养心血；茯神、远志、酸枣仁甘温酸苦，所以补心；木香行气而舒脾，既以行血之滞，又以助参、芪而补气。

4.心肾不交证

症状：心烦不寐，入睡困难，心悸多梦，伴头晕耳鸣，腰膝酸软，潮热盗汗，五心烦热，口舌生疮，或梦遗滑精，月经不调，舌红少苔，脉细。

治法：滋阴降火，交通心肾。

新安方剂：龟胶黄柏方。

叶天士在《临证指南医案·卷六》中推荐治"脏液内耗，肝肾亏损，阳气不交于阴，痦不成寐，心腹热灼"用龟胶黄柏方（龟胶、淡菜、熟地黄、黄柏、茯苓、山萸肉、五味子、远志）。方中以龟胶、淡菜、熟地黄之咸潜，山萸肉、五味子之酸收，两者结合，能补益肝肾之阴，潜阳收敛浮热；再配黄柏之苦降上浮之阳；又以茯苓、远志甘缓养心化饮。

5.心胆气虚证

症状：虚烦不寐，胆怯易惊，终日惕惕，心悸善太息，伴气短自汗，倦怠乏力，舌淡，脉弦细。

治法：益气镇惊，安神定志。

新安方剂：安神定志丸。

程钟龄在《医学心悟·不得卧》中推荐用安神定志丸（茯苓、茯神、人参、远志、石菖蒲、龙齿）。方中人参、茯苓益心胆之气；茯神、远志、石菖蒲化痰宁心；龙齿镇惊安神，用于心烦不寐、气短自汗、倦怠乏力之症。

第三章　脾胃病证

脾主运化，主升清，主统血，主肌肉、四肢，胃与脾同属中焦，主受纳、腐熟水谷，主通降，与脾相表里，共有"后天之本"之称，五脏六腑、四肢百骸皆赖以所养。脾胃的病理表现主要是受纳、运化、升降、统摄等功能的异常。脾为太阴湿土之脏，喜温燥而恶寒湿，得阳气温煦则运化健旺。胃有喜润恶燥之特性，胃不仅需要阳气的蒸化，更需要阴液的濡润，胃中阴液充足，有助于腐熟水谷和通降胃气。

脾胃与肝肾关系最为密切。脾虚化源不足，五脏之精少而肾失所养；肾阳虚衰则脾失温煦，运化失职而致泄泻；肝木疏土，助其运化，脾土营木，利其疏泄，肝郁气滞易犯脾胃，引起胃痛、腹痛等。

此外，脾胃为人体重要脏腑，气血、津液、湿痰饮等方面的病证多与之有关，如便血可因脾失统摄所致；脾失转输，水津输布失常，水湿停聚，可致痰饮或水肿等，但从主病之脏和相关体系着眼，分别将其归属气血津液及肾系病证。至于脾虚生痰、上渍于肺之咳嗽，脾胃虚弱、气血化源不足、心失所养之心悸，脾气虚弱、运化失职、水湿停聚之鼓胀等病证，亦将其分别归属于相关主要脏腑系统，临床应注意其整体关系。

依据脾胃的生理功能和病机变化特点，新安医家认为若脾的运化水谷精微功能减退，则运化吸收功能失常，以致出现便溏、腹胀、倦怠、消瘦等病变；运化水湿功能失调，可产生湿、痰、饮等病理产物，发生泄泻等病证。若胃受纳、腐熟水谷及通降功能失常，不仅影响食欲，还可因中气不能运行，而发生胃痛、痞满及大便秘结；若胃气失降而上逆，可致嗳气、恶心、呕吐、呃逆等。本章仅就胃痛、痞满、噎膈、呃逆、呕吐、腹痛、泄泻、痢疾、便秘展开讨论。

第一节　胃脘痛

胃脘痛，指胃脘部疼痛为主要症状的病证，常伴见胃脘部痞闷胀满、嗳气、吞酸、嘈杂、恶心、呕吐、纳呆等脾胃症状。古代常混称"九种心痛"。孙一奎《赤水玄珠·卷四》已经认识到九种心痛中既包括真心痛，也包括胃脘痛或胆道蛔虫症等上腹疼痛证候。后世新安医家将心痛与胃脘痛在病名上作了严格的区分。

一、病因病机认识

新安医家认为胃痛的病因病机复杂，主要有外邪犯胃、饮食不节、情志失调及脾胃素虚等。基本病机是胃气郁滞，失于和降，不通则痛。病位在胃，与肝、脾关系密切。

徐春甫在《古今医统大全·卷五十六》中指出："胃脘当心而痛……未有不由清痰食积郁于中，七情九气触于内之所致焉。……更原厥初致病之由，多因纵恣口腹，喜好辛酸，酷饮热酒煎爆复食生冷，朝餐暮损，日积月深，白郁成积，自积成痰，痰火煎熬，血液妄行，痰血相杂，妨碍升降，故胃脘疼痛，吞酸嗳气，嘈杂恶心，嗝噎反胃之渐者也。"

认为胃痛常多种病理性质同时出现，饮食不节，七情所伤，肝气犯胃，以致气滞、寒凝、积热、痰阻、血瘀夹杂等是胃脘痛的主要病因和病机。

二、病证鉴别诊断

1.强调真心痛与胃脘痛的鉴别诊断　古代文献常把胃痛与心痛混称，其实二者疼痛的部位、性质、程度、伴随症状以及疾病的预后均有很大不同。真心痛是心痛彻背（可放射至肩背），而胃脘痛则常兼胃脘胀满、呕、噫等症状可资鉴别。但临证要注意的是部分真心痛发作部位位于心下歧骨陷处（即剑突下），易造成诊断上的混淆。吴谦《医宗金鉴·杂病心法要诀》载"歧骨陷处痛，名心痛，……下连胃脘，名胃心痛。连脐，名脾心痛。"指出心痛常有向上腹部牵引、放射的特点，要做好鉴别。同时也指出："停食痛、停水痛、停痰痛、胃火痛、气滞痛、血瘀痛，皆不死之证也。当分门施治。唯真心痛，面色黑，四肢逆冷至节，死证也。"指出了胃脘痛与真心痛有着本质的区别和不同的预后。

2.强调寒、热、虚、实、气、血、饮、食等证候鉴别　汪蕴谷《杂症会心录·卷下》指出："夫痛而虚者，必喜按，痛而实者，必拒按，寒痛者得温稍定，热痛者饮冷稍安。"《医学心悟·卷三》则辨别更为全面细致，其指出："气痛者，气壅攻刺而痛，游走不定也，……血痛者，痛有定处而不移，转侧若刀锥之刺，……热痛者，舌燥唇焦，溺赤便闭，喜冷畏热，其痛或作或止，脉洪大有力，……寒痛者，其痛暴发，手足厥冷，口鼻喜冷，喜热畏寒，其痛绵绵不休，脉沉细无力，……饮痛者，水饮停积也，干呕吐涎，或咳，或噫，甚则摇之作水声，脉弦滑，……食痛者，伤于饮食，心胸胀闷，手不可按，或吞酸嗳腐，脉紧滑，……"掌握这些证候识别方法，自然可以做到辨证准确无误。

三、治疗原则发挥

治疗以理气和胃为大法，实证者应区别寒凝、气滞、食积、热郁、血瘀，分别给予散寒止痛、疏肝解郁、消食导滞、清泻肝胃、通络化瘀治法；虚证者当辨虚寒与阴虚，分别给予温胃健中或滋阴养胃。

1.强调辨证认识病程与寒热转化之间的关系　徐春甫强调："心痛即胃脘，须分新久。"（《古今医统大全·卷五十六》）初病之时，可用温散利气；如病久不愈，则易郁而化热，不可例以辛香燥热之药。可见胃脘痛新病之时多为外感风寒，可与温散之药祛外邪、理胃气，病至后期，不可过用辛温之药以防伤及胃阴。程钟龄更加辨证地进行分析，其曰："久痛无寒，暴痛无火，……此说亦宜斟酌，如人素有积热，或受暑湿之热，或热食所伤而发，则暴痛亦属火矣，岂宜热药疗之？如人本体虚寒，经年累月，凭发无休，是久痛亦属寒矣，岂宜寒药疗之，……必须临症审确，逐一明辨，斯无误也。"（《医学心悟·卷三》）这种辨证的态度则更加科学，需辨证准确，根据疾病寒热虚实性质不同应用不同治疗原则。

2.强调寒热虚实温凉补泻方药必须丝丝入扣　徐春甫指出："凡胃脘痛，始用攻击涤荡疏散之剂，愈而复作，再三用之，随止随作，或渐甚而脉浮大者，此为虚候。当量其邪正虚实多寡，正气虚则多用养正之药，而少佐以除邪；或正气不甚虚，当攻养平半用之可也。又有纯用养正之药，脾气已得营运而郁痛遂止。"（《古今医统大全·卷五十六》）所以治疗胃脘痛的病人，需要根据疾病病程不同阶段、患者的强弱体质、病理性质寒热虚实的不同，在药物寒热温凉配伍上需要适宜相配，切勿过量使用。程钟龄说："又或谓：诸痛为实，痛无补法，亦非也。如人果属实痛则不可补，若属虚痛，必须补之。"（《医学心悟·卷三》）由此可见，新安医家在治疗胃痛时，选用药物需辨证用药，不拘一法一方，堪称经验之谈。

四、临床证治经验举例

1.寒邪克胃证

症状：胃痛暴作，恶寒喜暖，得温痛减，遇寒加重，舌苔薄白，脉弦紧等。

治法：温胃散寒，行气止痛。

新安方剂：姜桂汤。

罗周彦《医宗粹言·卷六》"治初起胃脘寒痛"用姜桂汤（干姜、高良姜、肉桂、茴香、厚朴、香附、陈皮、木香、枳壳、砂仁、藿香、苍术、甘草）。方中干姜、高良姜、肉桂、茴香散寒；香附、砂仁、陈皮、木香、枳壳、厚朴理气；藿香、苍术化湿和胃。甘草调和诸药。

2.肝胃蕴热证

症状：胃脘灼痛，痛势急迫，心烦易怒，泛酸嘈杂，口苦口干，舌红苔黄，脉弦数等。

治法：疏肝和胃，泻热止痛。

新安方剂：清中汤。

程钟龄《医学心悟·心痛》"治热厥心痛"用清中汤（香附、陈皮、山栀、黄连、川楝子、延胡索、甘草）。方中香附、陈皮疏肝理气；山栀、黄连清肝胃之火；川楝子清热行气止痛；延胡索活血行气止痛；甘草和胃缓急止痛。

3.湿热中阻证

症状：胃脘疼痛，灼热嘈杂，口干不饮，脘闷口苦，纳呆恶心，小便色黄，大便不畅，舌苔黄腻，脉象滑数等。

治法：清热利湿，和胃止痛。

新安方剂：清中汤。

吴谦《医宗金鉴·卷四十三》推荐清中汤（黄连、山栀、陈皮、半夏、茯苓、甘草、豆蔻）。方中黄连、山栀苦寒清化湿热；陈皮、半夏、甘草理气和胃化湿；茯苓、豆蔻健脾理气化湿。

4.肝胃气滞证

症状：胃脘胀痛，得嗳气、矢气则舒，舌苔薄白，脉弦等。

治法：疏肝理气，和胃止痛。

新安方剂：沉香降气散。

程钟龄《医学心悟·心痛》"治气滞心痛"用沉香降气散（沉香、香附、砂仁、甘草、延胡索、川楝子）。方中香附疏肝行气；沉香降气散郁；砂仁、甘草理气和胃；川楝子、延胡索疏肝行气、活血止痛。

5.瘀血阻滞证

症状：胃脘刺痛，或如刀割，固定不移，按之痛甚，日久不愈，食后加重，入夜尤甚，或见吐血、黑便，舌质瘀暗，脉涩等。

治法：活血化瘀，理气止痛。

新安方剂：手拈散。

程钟龄《医学心悟·心痛》"治血积心痛"用手拈散（五灵脂、延胡索、没药、香附）。方中五灵脂、延胡索、没药活血祛瘀善治血气刺痛；香附功善理气止痛。

6.胃阴亏虚证

症状：胃脘隐隐灼痛，饥不欲食，口燥咽干，五心烦热，身形消瘦，大便干结，舌红少苔，脉象细数等。

治法：养阴益胃，缓急止痛。

新安方剂：六味饮。

汪蕴谷《杂症会心录·卷下》载"又有肝阴久亏，肝叶枯燥，抵塞胃脘，痛不可耐者，法宜六味饮（熟地黄、山药、山萸萸、丹皮、茯苓、泽泻）乙癸同治。"方中熟地黄、山萸萸甘酸化阴；山药、茯苓甘淡养胃；丹皮、泽泻兼清虚热。

7.脾胃虚寒证

症状：胃痛隐隐，绵绵不休，喜温喜按，泛吐清水，手足欠温，大便溏薄，舌淡苔白，脉沉迟无力等。

治法：健脾益气，温中助阳。

新安方剂：理中汤。

徐春甫《古今医统大全·卷五十六》推荐"胃虚感冷而痛"用理中汤（人参、白术、干姜、甘草）。方中人参、白术补益脾胃；干姜温中散寒止痛；甘草甘缓和胃，缓急止痛。

思 考 题

1.新安医家认为在胃脘痛的鉴别诊断中应注意什么？

2.新安医家指出胃痛的治疗要注意什么？

3.试述新安医家对胃痛各证的辨证治疗特色。

第二节　痞　满

痞满是指以自觉心下痞塞，胸膈胀满，触之无形，按之柔软，压之无痛为主要症状的病证。

一、病因病机认识

新安医家认为，痞满病位在胃，其病理性质多变。究其病因多为感受外邪、内伤饮食、情志失调等，病理性质多以食积、痰湿、气滞或脾胃虚弱为主，其病机为中焦气机不利，脾胃升降失职。

如程林在《圣济总录纂要·卷四》中指出伤寒病误下伤中，邪气乘虚内陷，结于胃脘，阻塞中焦气机，升降失司，遂成痞满。其曰："伤寒病，发于阴，医误下之，邪气入里，胃中虚，客气上逆，心下满，不痛，按之不坚，此为痞也，法宜泻心。"孙文胤在《丹台玉案》中指出："不节食即伤胃，而中脘于是乎痞塞。"认为暴饮暴食，或恣食生冷，或过食肥甘，或嗜酒无度，损伤脾胃，纳运无力，食滞内停，痰湿阻中，气机被阻，而生痞满。

二、病证鉴别诊断

强调痞满与结胸的鉴别　结胸是指从心下至少腹硬满而痛，手不可近为主症的病证。而痞满为满而不痛，手亦可按。程钟龄在《医学心悟·卷二》中对结胸与痞满作出鉴别，并给出不同方药治疗："结胸证重，痞气较轻也。大抵从胸至腹，硬满而痛，手不可近者，为结胸；胸前痞满不舒者，为痞气。结胸证，先用小陷胸汤，如或结实难解，更用大陷胸汤攻之。痞气证，半夏泻心汤主之。又有水结胸证，水饮停蓄也，小半夏加茯苓汤主之。"

吴谦在《医宗金鉴·卷一》中针对结胸和痞满的病因作出详细描述："此总释结胸与痞硬之因也。中风阳邪，故曰病发于阳也。不汗而反下之，热邪乘虚陷入，因作结胸。伤寒阴邪，故曰病发于阴也。不汗而反下之，热邪乘虚陷入，因作痞硬。所以成结胸与痞硬者，以表未解而下之太早故也。病发于阴，不言热入者，省文耳。然病发于阳而误下者，未尝无痞硬；病发于阴而误下之，亦时成结胸。良由人之气体不同，或从实化，或从虚化也。"同时也指出："若下后心下满而硬痛者，此为结胸，大陷胸汤固所宜也。若但满而不痛，此为虚热气逆之痞，即有呕而发热之少阳证，柴胡汤亦不中与之。法当治痞也，宜半夏泻心汤主之。"两人均指出了痞满与结胸的不同特点及治疗方法，吴谦更是说明了两者的不同成因。

三、治疗原则发挥

痞满治疗以调理脾胃升降、行气除痞消满为主。虚者多益气、养阴、健中为要；实者多消食、化痰、理气、清热、利湿为主。

新安医家强调寒、热、虚、实、气、血、饮、食等证候的治疗。

吴谦在《医宗金鉴·卷二》中详细描述针对实热、虚热之痞证采用不同治疗方法："如绑定热成实之痞，则宜大黄黄连泻心汤，寒攻之法也，如系外寒内热之痞，则宜附子泻心汤，温攻之法也；如系虚热水气之痞，则宜生姜泻心汤，散饮之法也；如系虚热而呕之痞，则宜半夏泻心汤，折逆之法也；如系虚热益甚之痞，则宜甘草泻心汤，缓急之法也。今以诸泻心汤，审证与之，而痞不解，则当审其人，若渴而口燥心烦，小便不利者，非辨证不明，药力之不及也。盖水饮内蓄，津液不行，故痞病不解耳。宜五苓散外发内利，汗出小便利则愈，于此可类推矣。"并针对水饮内停的痞证选用发其汗、利小便为治疗大法，同时指出诸泻心汤可治疗不同证候的痞证。

汪机在《医学原理·卷八》中认为痞证的治疗大法要以扶脾补中为主，行气发滞佐之，将痞证分为虚、郁、湿、热、食、血及外感，并且根据不同辨证灵活用药，此法更为详尽："痞之为患，乃胸中之气不得通泰之谓。原其所因，尽由气血不畅所致，症状多端，治难执一。是以有元气不足，郁而为痞者，宜以参、芪、白术等诸甘温以补之。如因饮食之类停积不消，致伤中气不化而为痞者，宜以白术、山楂、麦芽、神曲等以消导之。如因湿热壅郁而为痞者，宜以芩、连、枳壳等诸苦以泻之。如因上焦气郁而为痞者，宜以生姜、半夏、厚朴等诸辛以散之。如因受湿而为痞胀者，宜茯苓、泽泻、木香等淡剂以渗之。如因阴虚火动浮泛于上而为痞者，宜以生地黄、黄柏、知母等诸寒以降之。如因外冒风寒以致胸中阳气不得舒越而为痞者，宜麻黄、桂枝等诸辛以散之。如有饮食填塞胸中，以致清浊混淆而为痞者，宜以黎芦、瓜蒂等诸苦酸以吐之，或用枳实导滞丸，或木香化滞汤之类以散之。如因大病之后元气未复，心中虚满者，宜补中益气汤佐以橘红、木香等以行之。如因伤寒下早，邪气内陷而为痞者，宜用陷胸汤以下之。如因下多亡阴，心经血乏，邪气乘虚客于心分而为痞者，治宜补心汤加归、地以调之。又有汗多亡阳致伤阳气，遂令中气不健而为痞者，治宜建中汤倍参、芪、白术以扶之。虽然种种不同，未有不由中气亏败，运动失常所致。大法仍要扶脾补中为主，行气发滞佐之。"

四、临床证治经验举例

1.饮食内停证

症状：脘腹痞闷而胀，进食尤甚，拒按，嗳腐吞酸，恶食呕吐，或大便不调，矢气频作，味臭如败卵，舌苔厚腻，脉滑。

治法：消导和胃。

新安方剂：保和丸。

徐春甫在《古今医统大全·卷二十三》中推荐"消滞宽胸进食"用保和丸（山楂、莱菔子、半夏、陈皮、茯苓、神曲、连翘）。方中山楂、神曲、莱菔子消食导滞，行气除胀；半夏、陈皮和胃化湿，行气消痞；茯苓健脾渗湿，和中止泻；连翘清热散结。

2.痰湿中阻证

症状：脘腹痞塞不舒，胸膈满闷，头晕目眩，身重困倦，呕恶纳呆，口淡不渴，小便不利，舌苔白厚腻，脉沉滑。

治法：祛湿化痰，顺气宽中。

新安方剂：平胃汤。

孙文胤在《丹台玉案·卷三》中推荐"和胃健脾，祛湿消食"用平胃汤（苍术、陈皮、甘草、厚朴）。方中苍术、厚朴燥湿化痰；陈皮理气消胀；甘草健脾和胃。

3.湿热阻胃证

症状：脘腹痞闷，或嘈杂不舒，恶心呕吐，口干不欲饮，口苦，纳少，舌红苔黄腻，脉滑数。

治法：清热化湿，和胃消痞。

新安方剂：半夏泻心汤。

程钟龄在《医学心悟·伤寒兼证》中推荐治"胸中痞闷不舒者"用半夏泻心汤（半夏、黄芩、干姜、人参、炙甘草、黄连、大枣）。方中半夏、干姜辛温除寒，和胃止呕；黄连、黄芩苦寒泄降除热，清肠燥湿；人参、大枣、炙甘草补中益气、养胃。

4.肝胃不和证

症状：脘腹痞闷，胸胁胀满，心烦易怒，善太息，呕恶嗳气，或吐苦水，大便不爽，舌质淡红，苔薄白，脉弦。

治法：疏肝解郁，和胃消痞。

新安方剂：木香化滞汤。

汪机在《医学原理·卷八》中推荐"治忧思气结伤脾而成痞满，法当疏散结气"用木香化滞汤（枳实、半夏、陈皮、木香、草豆蔻、当归、红花、柴胡、甘草）。方中枳实、半夏、陈皮、木香、草豆蔻诸味辛以散痞结。夫气结而血亦凝，故加当归、红花以活滞血，佐柴胡疏肝清热，甘草和药。

5.脾胃虚弱证

症状：脘腹满闷，时轻时重，喜温喜按，纳呆便溏，神疲乏力，少气懒言，语声低微，舌质淡，苔薄白，脉细弱。

治法：补气健脾，升清降浊。

新安方剂：加味补中益气汤。

徐春甫在《古今医统大全·卷二十九》中推荐"治内伤心下痞"用加味补中益气汤（人参、黄芪、当归、白术、陈皮、甘草、升麻、柴胡、防风、白芷、川芎）。方中黄芪、人参、白术、甘草益气健脾，鼓舞脾胃清阳之气；升麻、柴胡协同升举清阳；当归养血和营以助脾；陈皮、防风、白芷、川芎理气消痞。

思考题

1.新安医家认为痞满与结胸应如何鉴别？

2.痞满的治疗要注意什么？

3.试述痞满各证型新安医家辨证治疗的特色。

第三节 呕 吐

呕吐是指胃失和降，气逆于上，迫使胃中之物从口中吐出的一种病证。一般以有物有声谓之呕，有物无声谓之吐，无物有声谓之干呕，临床呕与吐常同时发生，故合称为呕吐。新安医家程钟龄在《医学心悟·呕吐哕呃逆》中说："呕者，声与物俱出。吐者，有物无声。哕者，有声无物，世俗谓之干呕。"并指出呕吐"若拒格饮食，点滴不入者，必用姜水炒黄连以开之，累用累效。"可见新安医家对呕吐的临床特征和治疗均有深刻的认识。

一、病因病机认识

新安医家认为，外感六淫、内伤饮食、情志不调、禀赋不足等是呕吐病因，其病机为胃失和降，胃气上逆。

徐春甫在《古今医统大全·卷二十四》中说:"胃者,总司也。究其三者之源,皆因脾胃虚弱,或因寒气客胃,加以饮食所伤,而致胃气上逆,或呕或吐或哕者,皆阴火之邪上冲,而吸入之气不得入,故食不下也。邪气冲之,火逆胃中而作者也。"认为呕吐的病变脏腑主要在胃,发病机理为胃失和降,胃气上逆。其病理表现不外虚实两类,实证因外邪、食滞、痰饮、肝气等邪气犯胃,以致胃气痞塞,升降失调,气逆作呕;虚证为脾胃气阴亏虚,运化失常,不能和降。

二、病证鉴别诊断

1.强调呕吐与反胃的鉴别　反胃是以食后脘腹胀满、朝食暮吐、暮食朝吐、可见宿食为特征,系脾胃虚寒,胃中无火,难以腐熟食物;而呕吐有声有物,多吐出当日之食物。

孙文胤在《丹台玉案·卷三》中说:"呕者有物在中……饮食痰涎停积不化,胃气一升,则涌而出矣,其与反胃相似。而实各有所属,反胃属寒。呕吐属热。惟其热也。故其出也无定时,或随食随吐,或食良久而后吐。随食随吐者,火邪急速不及入胃而即出,无呕吐之苦,无挥咯之劳是即吐之谓也。食良久而后吐者,火犹稍缓,必入胃余时,委曲而出,酸苦万状,伤神劳精,肠卷而腹急,是即呕之谓也。而所出之物,亦不甚尽惟翻也。则阴气下结,水谷暂容,朝食则暮吐,暮食则朝吐,或朝食至午而吐,午时至暮而吐,其吐必尽所食,日日如此不少愆期。盖胃家受寒不能运化,自不容于不出。此反胃与呕吐所以不同也……故治呕吐者,必治其热。治反胃者,必治其寒。"认识到反胃系脾胃虚寒,胃中无火,难以腐熟食入之谷物,以朝食暮吐、暮食朝吐为特征;呕吐是以有声有物为特征,因胃气上逆所致,有感受外邪、饮食不节、情志失调和胃虚失和的不同;并指出了治疗的不同。

2.强调寒、热、虚、实、饮、食等证候的辨别　程钟龄在《医学心悟·呕吐》中详细描述通过呕吐物性状及伴随症状来辨别寒、热、饮、食的证候属性:"病患口燥渴,呕吐黄水者,胃热也;呕吐清涎沫,口鼻气冷,手足厥冷者,胃寒也;渴饮水而复呕,咳引胁下痛者,停饮也;呕吐饮食,胸膈胀痛,吞酸嗳腐者,食积也。以此为别。"

三、治疗原则发挥

治疗大法以和胃降逆为主。实证多用解表、消食、化痰、解郁之法;虚者重在扶正,宜温运脾胃、养阴润燥。

1.强调寒热虚实、温凉补泻方药必须丝丝入扣　吴谦在《医宗金鉴·卷三十七》中将呕吐分为寒热虚实,并辨证用药:"凡不渴而厥吐,是寒虚吐也,宜理中、吴茱萸辈。凡渴而得食即吐,是火吐也,热实宜黄连解毒汤。热虚宜干姜黄连黄芩汤,或竹叶石膏汤。渴而饮,饮而吐,吐而复渴,水逆病也,宜五苓散。"

罗周彦在《医宗粹言·卷二》中进一步补充肝郁、气虚及呕吐不止证候给出治法:"夫呕吐多由脾胃虚弱,用六君子汤,人参、白术、甘草、茯苓、陈皮、半夏……又有治呕吐不止,用人参、菖蒲二味而愈……如胁痛或脾痛,右关脉弦,呕吐不已,此木来土之分也,本方加人参、白术、升麻、柴胡、青皮、芍药、川芎、砂仁、神曲之类。"辨证用药,不拘一法一方,堪称经验之谈。

2.注意原发病因，不可见吐止吐　　吴谦在《医宗金鉴·卷二十二》中强调临证需辨证准确、明确病因："呕家，呕吐或谷、或水、或痰涎、或冷沫，今呕而有脓，此内有痈，脓溃而呕，非呕病也。"徐春甫在《古今医统大全·卷十三》中指出呕吐四证的特点，并强调了呕吐有时是人体排出胃中有害物质的保护性反应，治疗不应止呕，当因势利导，驱邪外出："呕吐有四证，不可不辨：有胃热脉弦数，口苦烦渴；有胃寒脉弦迟，逆冷不食，小便利；有水气，先渴后呕，膈间怔忡有脓血，喉中腥，奔逆上冲，不须治之，呕脓尽自愈；大抵寒邪半表半里则多呕吐，及其里热而呕吐者亦有之。"

四、临床证治经验举例

1.外邪犯胃证

症状：突然呕吐，胸脘满闷，发热恶寒，头身疼痛，舌苔白腻，脉濡缓。

治法：疏解表邪，和胃降逆。

新安方剂：藿香正气散。

徐春甫在《古今医统大全·卷二十四》中推荐治"犯寒者"用藿香正气散（藿香、紫苏、大腹皮、厚朴、半夏、陈皮、白术、茯苓、白芷、桔梗、炙甘草）。方中藿香、紫苏、白芷芳香化浊，散寒疏表；大腹皮、厚朴理气除满；半夏、陈皮和胃降逆止呕；白术、茯苓化湿健脾；桔梗引药上行；炙甘草调和诸药。

2.食滞内停证

症状：呕吐酸腐，脘腹胀满，嗳气厌食，大便或溏或结，舌苔厚腻，脉滑实。

治法：消食化滞，和胃降逆。

新安方剂：保和丸。

徐春甫在《古今医统大全·卷二十四》中推荐治"食积多者"，可用"保和丸之类消导"（山楂、神曲、莱菔子、陈皮、半夏、茯苓、连翘）。方中山楂、神曲、莱菔子消食和胃；陈皮、半夏、茯苓理气降逆，和中止呕；连翘散结清热。

3.痰饮内阻证

症状：呕吐清水痰涎，脘闷不食，头眩心悸，舌苔白腻，脉滑。

治法：温化痰饮，和胃降逆。

新安方剂：小半夏汤。

吴谦在《医宗金鉴·订正仲景全书金匮要略注》中推荐治"支饮而呕"用小半夏汤（半夏、生姜）。方中半夏化痰饮和胃止呕；生姜温胃散寒而止呕。

4.肝气犯胃证

症状：呕吐吞酸，嗳气频繁，胸胁胀痛，舌质红，苔薄腻，脉弦。

治法：疏肝理气，和胃降逆。

新安方剂：藿香定呕汤。

孙文胤在《丹台玉案·卷四》中推荐治"七情伤感气郁于中"用藿香定呕汤（人参、藿香、半夏、枇杷叶、苍术、肉桂、木香、橘红、桔梗、甘草）。方中木香、橘红、桔梗、枇杷叶、藿香理气宽中；苍术燥湿健脾；人参、半夏、肉桂、甘草和胃降逆止呕。

5.脾胃气虚证

症状：食欲不振，食入难化，恶心呕吐，脘部痞闷，大便不畅，舌苔白滑，脉虚弦。

治法：益气健脾，和胃降逆。

新安方剂：六君子汤。

方肇权在《方氏脉症正宗·卷八》中推荐治"久吐胃虚气弱，不纳饮食"用六君子汤（党参、茯苓、白术、甘草、半夏、陈皮）加减。方中党参、茯苓、白术、甘草健脾益气；半夏祛痰降逆，和胃止呕；陈皮理气降逆。

6.脾胃阳虚证

症状：饮食稍多即吐，时作时止，面白，倦怠乏力，喜暖恶寒，四肢不温，口干而不欲饮，大便溏薄，舌质淡，脉濡弱。

治法：温中健脾，和胃降逆。

新安方剂：理中汤。

程钟龄在《医学心悟·呕吐哕、呃逆》中推荐治"脾胃虚弱而吐者"用理中汤（人参、白术、干姜、甘草）。方中人参、白术健脾和胃；干姜、甘草甘温和中。

7.胃阴不足证

症状：呕吐反复发作，或时作干呕，似饥而不欲食，口燥咽干，舌红少津，脉细数。

治法：养阴润燥，降逆止呕。

新安方剂：麦门冬汤。

徐春甫在《古今医统大全·卷二十四》中推荐治"烦热呕逆，食下即吐"用麦门冬汤（麦门冬、竹茹、茅根、生姜、人参、甘草）。方中麦冬甘寒清润，入肺胃两经，养阴生津，合茅根滋阴润燥，以清虚热；人参、甘草滋养胃阴；生姜、竹茹和胃止呕。

思考题

1.新安医家认为呕吐的治疗要注意什么？
2.新安医家对呕吐各证型的辨证论治有何经验？

第四节 噎 膈

噎膈是指吞咽食物哽噎不顺，饮食难下，或纳而复出的疾患。噎即噎塞，指吞咽之时哽噎不顺；膈为格拒，指饮食不下。孙文胤在《丹台玉案·卷三》中说："噎者，咽喉噎塞而不通，饮或可下，食则难食也。膈者，胃口隔截而不受，虽饮食暂下，少顷复吐，而不能容也。"指出了噎膈的临床特征。后世新安医家对噎膈积累了大量的诊治医案，具有重要的临床指导价值。

一、病因病机认识

新安医家认为，噎膈病因多为饮食不节、七情内伤、久病年老，其病机为气、痰、瘀交阻，热毒互结，致食管狭窄、干涩。

如徐春甫说："愚谓膈噎始因酒色过度，继以七情所伤，气血日亏，相火渐炽，几何不至于膈噎？夫血液渐亏，则火益甚，而脾胃皆失其传化，饮食津液凝聚而成。痰积于胃口，渐而致于妨碍道路，食斯不能入，而成五膈噎者是也。"（《古今医统大全·卷二十七》）其认为噎膈的初始病因多与七情内伤有关，可致脾胃功能失常。脾之功能失调，健运失司，水湿聚而为痰，久则痰阻胃口，使食管狭窄，胃失通降，津液干涸失濡而成噎膈。程钟龄在《医学心悟·噎膈》中说："噎膈，燥证也，宜润。"又说："凡噎膈证，不出胃脘干槁四字。"程钟龄认识到噎膈本虚多责之于阴津枯槁为主。这些理论对于指导临床实践具有重要意义。

二、病证鉴别诊断

1.强调噎膈与反胃的鉴别诊断 两者均有食入复出的症状，噎膈病变部位在食管，初期觉饮食梗塞不顺，后期饮食不下或食入即吐；反胃无食管狭窄，病位在胃，多系阳虚有寒，饮食能顺利下咽入胃，朝食暮吐，暮食朝吐，宿谷不化，常伴胃脘疼痛。

汪机在《医学原理·卷六》中详细描述噎膈与范围的鉴别，并针对噎膈提出治疗原则及预后描述："噎膈者，食物难下也。反胃者，食反出也。原其所由，尽因情伤损脾肺，不能输布水谷精微之气，以致精血不生，无以滋荣上焦，而咽喉、吸门干槁坚涩，是以惟饮可下，食则难入，名曰膈噎。治法在乎滋阴降火，养血生津为本。又有中气亏败，运动失常，胃虽受谷，脾病不磨，无由输化，是以久而复出，朝食暮吐，暮食朝吐，名曰翻胃。治法在乎补中健脾，抑肝调气为先。若火热炽，津液枯涸，肠胃乾燥，粪如羊屎者，不治。"可见噎膈多系阴虚有热，主要表现为吞咽困难，阻塞不下，旋食旋吐，或徐徐吐出；反胃多属阳虚有寒，主要表现为食尚能入，但经久复出，朝食暮吐，暮食朝吐，故对噎膈反胃，应该各为立法以治之。

2.强调五膈与五噎不同类别间的鉴别 徐春甫从不同方面对噎膈进行分类，详细指出了各种噎膈的特征："五膈者，思、忧、喜、怒、悲也。五噎者，忧、思、气、劳、食也。思膈则中脘多满，噎则醋心，饮食不消，大便不利；忧膈则胸中气结，津液不通，饮食不下，羸瘦短气；喜膈则五心烦热，口苦生疮，倦甚体痹，胸痛引背，食少入；怒膈则胸膈逆满，噎塞不通，呕则筋急，恶食气；悲膈则心腹胀满，咳嗽气逆，腹中雷鸣，绕脐痛不能食。忧噎胸中痞闷，气逆时呕，食不下；思噎心悸喜忘，目视慌慌；气噎心下痞，噫哕不食，胸背痛天阴手足冷，不能自温；劳噎气上膈，胸中塞噎，支满背痛；食噎食急多胸中苦痛，不得喘息。"（《古今医统大全·卷二十七》）

三、治疗原则发挥

早、中期以实证居多，治以理气、化痰、消瘀为主，兼以滋阴润燥；晚期多为虚证，治以益气温阳，养血滋阴为主，兼以软坚散结。

1.统筹兼顾痰瘀气热毒结不同证候的治疗 徐春甫在《古今医统大全·卷二十七》中总结"治膈噎当顺气化痰"。孙文胤在《丹台玉案·卷三》中说治疗噎膈需理气化痰，养血活血"凡治此证，以开郁消痰，顺气润血为主，斯得窍妙矣。"叶天士在《临证指南医案·卷四》中说："气滞痰聚日拥，清阳莫展，脘管窄隘，不能食物，噎膈渐至矣，法当苦以降之，辛以通之，佐以利痰清膈。"开肺用枇杷叶、杏仁、郁金、瓜蒌皮、苏子等，降胃用黄连、半夏、枳实、竹茹、姜汁、茯苓、人参等，通幽用桃仁、红花、郁金、半夏、韭白汁、制大黄等。

2.强调顾护津液及胃气 程钟龄在《医学心悟·噎膈》中滋阴贯穿噎膈治疗过程，并提出可加血肉有情之品。"不思吐，湿证也，宜燥；噎膈，燥证也，宜润。《经》云：三阳结谓之隔。结，结热也，热甚则物干。凡噎膈证，不出'胃脘干槁'四字。"故治宜滋阴养血，润燥生津。芦根汁、甘蔗汁皆甘寒濡润之品，且能清热存阴；牛羊乳乃血肉有情之品，滋阴养血之效殊；生姜汁辛温，辛能开结，温能化饮止呕，上药共用，可使热除津生，阴血渐充。徐春甫在《古今医统大全·卷二十七》中总结"治膈噎毋用燥热药"。

四、临床证治经验举例

1.痰气交阻证

症状：吞咽梗阻，胸膈痞满，甚则疼痛，情志舒畅时稍可减轻，情志抑郁时则加重，嗳气呃逆，呕吐痰涎，口干咽燥，大便艰涩，舌质红，苔薄腻，脉弦滑。

治法：开郁润燥，化痰畅膈。

新安方剂：人参利膈丸。

徐春甫在《古今医统大全·卷二十七》中推荐治"胸中不利，痰逆喘满，利脾胃壅滞"用人参利膈丸（人参、当归、藿香、木香、槟榔、枳实、甘草、厚朴、大黄）。方中藿香、木香、槟榔、枳实、厚朴开郁利气，和胃降逆；人参、当归、甘草润燥化痰，健脾和中；大黄通腑降气。

2.瘀血内结证

症状：饮食难下，或虽下而复吐出，甚或呕出物如赤豆汁，胸膈疼痛，固着不移，肌肤枯燥，形体消瘦，舌质紫暗，脉细涩。

治法：破结行瘀，滋阴养血。

新安方剂：通幽汤。

汪昂在《医方集解·卷四》中推荐用通幽汤（当归、升麻、桃仁、红花、甘草、生地黄、熟地黄），认为"治幽门不通，上冲吸门，噎塞不开，气不得下，大便艰难，名曰下脘不通，治在幽门。"方中当归、生地黄、熟地黄滋阴以养血；桃仁、红花，润燥而行血；升麻者，天地之道，能升而后能降；甘草调和诸药。

3.津亏热结证

症状：食入格拒不下，入而复出，甚则水饮难进，心烦口干，胃脘灼热，大便干结如羊屎，形体消瘦，皮肤干枯，小便短赤，舌质光红，干裂少津，脉细数。

治法：滋养津液，泻热散结。

新安方剂：五汁饮。

吴谦在《医宗金鉴·卷四十一》中记载："五汁，谓五汁饮，以清燥干也。"推荐用五汁饮（芦锥、荸荠、甘蔗、竹沥、姜汁）。方中芦锥、荸荠、甘蔗汁、竹沥皆甘寒濡润之品，且能清热存阴；生姜汁辛温，辛能开结，温能化饮止呕，上药共用，可使热除津生，阴血渐充。

4.气虚郁结证

症状：水饮不下，气喘而呕，腹胀便秘，胸膈痞满，形寒气短，舌质淡，苔白，脉弦细。

治法：益气养阴，利水散结。

新安方剂：人参利膈丸。

汪机《医学原理·卷六》中推荐用人参利膈丸（人参、甘草、木香、槟榔、枳实、厚朴、藿香、大黄、当归）。方中人参、甘草补中健脾；木香、槟榔、厚朴、枳实散滞除痞满；藿香和胃而止呕哕；大黄、当归润燥而通大便。

思考题

1.新安医家对噎膈的病因、病机和病位有何认识？
2.试述噎膈的辨证要点、治疗原则。
3.新安医家对噎膈病有何辨证论治经验？

第五节 呃 逆

呃逆是指胃气上逆动膈，以气逆上冲，喉间呃呃连声，声短而频，难以自制为主要表现的病证。根据文献记载，呃逆在明代以前称为哕。吴谦在《医宗金鉴·卷二》中记载"干呕者，即哕也，以其有哕哕之声，故名曰哕也……又世有谓哕为呃逆、吃逆、噫气者，皆非也。"而《临证指南医案·卷四》中明确指出："呃逆一症，古无是名。其在《内经》本谓之哕，因其呃呃连声，故今人以呃逆名之。"可见后世新安医家认为哕即是干呕，和呃逆为不同的疾病。

一、病因病机认识

新安医家认为，饮食不当、情志不遂、正气亏虚等致胃失和降、气逆动膈，是呃逆的主要病因和病机。

吴崑在《医方考·卷三》中记载"呃逆者，由下达上，气逆作声之名也。"指出呃逆的基本病机是胃失和降，膈间气机不利，胃气上逆动膈。罗周彦在《医宗粹言·卷六》中指出呃逆病理性质有虚实之分，实证可为饮食、火郁、气滞、痰阻、胃失和降；虚证可由胃阴耗损等正虚气逆所致："诸逆冲上，皆属于火……人之阴气，藉胃为养，胃土损伤，则木来侮之矣，谓土败木贼也。阴为火所乘不得内，木夹相火之势，故其气直冲清道而上。言胃弱者，阴弱也，虚之甚也……虽然亦有因实而为呃者，不可不审。或因饮食太过，填塞胸中而气不得升降者；或有痰闭于上，火起于下而气不得伸越者；有为伤寒热病，阳明内实过期而失下，清气不得升，浊气不得降，以致气不宣通而发呃者。凡若此者，皆实证也。"

二、病证鉴别诊断

1.强调呃逆与干呕的鉴别　呃逆与干呕在病机上均属胃气上逆，但症状其实不同：干呕病位在胃，是有声无物的呕吐；呃逆病位在胃动膈，喉间呃呃连声，声短而频，不能自制。

吴谦在《医宗金鉴·卷二》中详细描述干呕与呃逆的病理机制和典型症状："盖哕之声气，自胃出于口，而有哕哕之声，壮而迫急也；呃逆之声，气自脐下冲上，出口而作格儿之声，散而不续也。夫所谓呃逆者，即论中平脉篇所谓噎噎者，气噎结有声也。观呃逆之人，与冷水即时作格，哕则不然，自可知也。"又在《医宗金鉴·卷三十七》中记载"今之名曰呃逆，即古之名曰嗝也，嗝者，气噎结有声也。世有以哕呃逆者，盖不知哕哕之声，声从胃里出口，不似嗝之格格连声，气从脐下来自冲脉，出口作声也。"

2.强调寒、热、虚、实、上、下、吉、凶等证候的辨别　程钟龄在《医学心悟·呃逆》中描述呃逆不同症状、病机及不同预后："大法伤寒当下失下，胃火上冲而呃者，其证燥渴内热，大便闭结……三阴中寒，胃气欲绝而呃者，其证厥冷恶寒，下利清谷……呃止则吉，不止则凶也。"汪昂在《医方集解》中指出对于呃逆所在中下两焦的区分："呃在中焦，谷气不运，其声短小，得食即发。呃在下焦，真气不足，其声长大，不食亦然。"吴崑在《医方考·卷三》中也同意此观点："中焦呃逆其声短，水谷之病也。下焦呃逆其声长，虚邪相搏也。"

三、治疗原则发挥

强调寒热虚实、温凉补泻方药必须丝丝入扣　徐春甫在《古今医统大全·卷二十七》中将呃逆分为气、虚、秘、痰等情况，并针对不同病机给予降逆、补气、泻下、化痰等治法："吐利之后作呃者，生姜、半夏、橘皮、竹茹之类。虚弱者，加人参、白术；脉微迟者，加姜、桂、丁香、柿蒂。无故偶然作呃，此缘气逆，宜小半夏茯苓加枳实汤。便秘者，承气汤，或用萝卜子汤调木香调气散服。作呃自利者，以滑石、甘草、黄柏、芍药、参、术、陈皮、竹沥。内伤呃逆，用补中益气汤加丁香。痰呃用二陈加枇杷叶姜汁制服之。伤寒呃逆舌强短者，桃仁承气汤下之。"

《临证指南医案·卷四》中把呃逆分为中焦、下焦虚寒，并详细描述虚寒、阳虚、食滞不同："然历考呃逆之症，其因不一。有胃中虚冷，阴凝阳滞而为呃者，当用仲景橘皮汤、生姜半夏汤。有胃虚虚阳上逆，病深声哕者，宜用仲景橘皮竹茹汤。有中焦脾胃虚寒，气逆为呃者，宜理中汤加丁香，或温胃饮加丁香。有下焦虚寒，阳气竭而为呃者，正以元阳无力，易为抑遏，不能畅达而然，宜用景岳归气饮，或理阴煎加丁香。有食滞而呃者，宜加减二陈加山楂、乌药之属，或大和中饮加干姜、木香。"

四、临床证治经验举例

1.胃中寒冷证
症状：呃声沉缓有力，胸膈及胃脘不舒，得热则减，遇寒更甚，进食减少，喜食热饮，口淡不渴，舌苔白润，脉迟缓。

治法：温中祛寒，降逆止呃。

新安方剂：丁香柿蒂散。

徐春甫在《古今医统大全·卷二十七》中推荐治"病后胃中虚寒，咳逆至七八声相连，收气不回者"用丁香柿蒂散（丁香、柿蒂、人参、半夏、橘皮、茯苓、生姜、高良姜、甘草）。方中丁香、柿蒂、半夏降逆止呃；高良姜、生姜温中散寒；橘皮理气和胃；人参、甘草、茯苓健脾和中。

2.胃火上逆证

症状：呃声洪亮有力，冲逆而出，口臭烦渴，多喜冷饮，脘腹满闷，大便秘结，小便短赤，苔黄燥，脉滑数。

治法：清火降逆，和胃止呃。

新安方剂：橘皮竹茹汤。

程钟龄在《医学心悟·呕吐哕、呃逆》中推荐"若火气上冲"用橘皮竹茹汤（陈皮、竹茹、半夏、人参、甘草）。方中竹茹清泻胃火，且有助降逆止呃之力；陈皮、半夏和胃降逆；人参、甘草调养胃气。

3.脾胃阳虚证

症状：呃声低长无力，气不得续，泛吐清水，脘腹不舒，喜温喜按，面色㿠白，手足不温，食少乏力，大便溏薄，舌质淡，苔薄白，脉细弱。

治法：温补脾肾，和胃降逆。

新安方剂：理中汤。

脾胃阳虚多见徐春甫在《古今医统大全·卷二十七》中推荐治"胃中呃逆"用理中汤（人参、白术、干姜、甘草）。方中人参、白术、甘草甘温益气；干姜温中散寒。

思考题

1.新安医家在呃逆的鉴别诊断中强调什么？

2.新安医家对呃逆的治疗原则有何发挥？

3.举例说明新安医家治疗呃逆的临床经验。

第六节 腹 痛

腹痛是指胃脘以下、耻骨毛际以上部位发生的以疼痛为主要表现的病证。孙文胤在《丹台玉案·卷三》中说："腹位于人之中，而统于脾胃，水谷之府也。有寒客之，则阻不行。有热内生，郁而不散，有食积……皆能作痛。又有虫痛、暑痛、疝痛、积聚痛、绞肠痛、痢痛、肠痈痛。种种不一，皆宜辨之。"认为除了寒热、食积能导致腹痛外，亦有虫痛、暑痛、疝痛、积聚痛、绞肠痛、痢痛、肠痈痛，并提出应加以辨别，具有重要的临床指导价值。

一、病因病机认识

新安医家认为，腹痛病因分为感受外邪、饮食所伤、情志失调及素体阳虚等，其病机为气机阻滞、脉络痹阻或经脉失养而发生腹痛。

叶天士认识到腹痛病因复杂，有无形及有形的区别："腹处乎中，痛因非一，须知其无形及有形之为患，而主治之机宜，已得其要矣。所谓无形为患者，如寒凝火郁，气阻营虚，及夏秋暑湿痧秽之类是也。所谓有形为患者，如蓄血、食滞、痕、蛔蛲、内疝，及平素偏好成积之类是也。"（《临证指南医案·卷八》）又如程钟龄说："腹中痛，其寒热、食积、气血、虫蛊，辨法亦与心痛相符。"（《医学心悟·卷三》）可见腹痛病理因素主要有寒凝、火郁、食积、气滞、血瘀。腹痛有寒，有热，有虚，有实，有食积，有湿痰，有死血，有虫。

二、病证鉴别诊断

强调寒、热、虚、实、气、血、饮、食等证候的辨别　孙文胤在《丹台玉案·卷三》中认为辨别须全面细致，强调从疼痛的性质、痛势的缓急、寒热的喜恶、舌脉的特点以及全身的症状表现等着眼来辨别气滞、血瘀、寒凝、热郁、饮停、食滞、虫积等不同证候。"绵绵痛而无增洞，以热手熨之稍止，脉细沉而迟，小便清白自利者，寒也。时痛时止，痛处亦热手不可近，口干舌燥，小便赤涩，大便闭，或肛门如烧者，火也。胸膈饱闷，以手重按愈痛，欲大便利后则痛减者，食也。痛有常处，遇夜益甚，腹膨小便利，脉涩者，死血也。阻滞气道小便不利，其脉滑者，痰也。痛连两胁，或攻注腰背，其脉弦者，怒也。若平素慎于饮食，而视其肢体瘦弱，又不饱闷，但偎偎作痛，如细筋牵引者，血虚也。若肚腹常觉空虚，似饿非饿，翕翕作痛，呼吸如无气力者，气虚也。面黄肌瘦，肚大青筋，往来绞痛，痛定能食，面生白斑，唇白毛竖，呕吐清水，虫也。暑痛伤暑。积聚痛有形可按。疝痛引丸。绞肠痧痛，不吐不泻。痢痛后重。肠痈痛，脐生疮，小便如淋。大概大腹痛属太阴，多食积外感。脐腹痛俱少阴，多积热痰火。小腹痛属厥阴，多瘀血及痰，与溺涩脐下。如此推之，则寒热虚实朗明矣。"

三、治疗原则发挥

强调治疗腹痛多以"通"字立法　治疗腹痛，多以"通"字为法。但"通"绝非单指攻下通利，应视其证候的寒热虚实，在气在血，予以不同的治法，标本兼治。

孙一奎在《赤水玄珠·卷四》中运用温、补、消、下、导等方法治疗腹痛："寒痛者……以姜、桂、附子之属温之。热痛者……轻者以山栀、黄连、白芍、香附之类，重者调胃承气汤下之。虚痛者……宜参、术、白芍，加温暖药。实痛者……或消或下，详证施治。饮食所伤作痛者，宜温脾行气以消导之……痰痛者……治当导痰开郁。"

徐春甫在《古今医统大全·卷五十七》中以"通"为总纲，细分为涌、提、温、清、补、泻、散、行等治法，强调治疗腹痛需审证求因，标本兼治："浊气在上者涌之，清气在下者提之。寒者温之，热者清之，虚者补之，实者泻之，结者散之，留者行之，此治之要也。"

四、临床证治经验举例

1.寒邪内阻证

症状：腹痛拘急，遇寒痛甚，得温痛减，口淡不渴，形寒肢冷，小便清长，大便清稀或秘结，舌质淡，苔白腻，脉沉紧。

治法：温里散寒，通便止痛。

新安方剂：丁香止痛散。

吴崑在《医方考·卷五》中推荐丁香止痛散（丁香、小茴香、良姜、甘草）。方中丁香、小茴香、良姜为辛热之品，正如吴崑所说："辛可以破滞，热可以散寒，不滞不寒，痛斯失矣"；"而复佐以甘草者，和中气于痛损之余也。"

2.湿热壅滞证

症状：腹痛拒按，烦渴引饮，大便秘结，或溏滞不爽，潮热汗出，小便短黄，舌质红，苔黄燥或黄腻，脉滑数。

治法：清热祛湿，通便止痛。

新安方剂：大承气汤。

徐春甫在《古今医统大全·卷五十七》中推荐治"腹满时痛，烦躁"可用大承气汤（大黄、芒硝、厚朴、枳实）。方中大黄攻下燥屎；芒硝咸寒泻热，软坚散结；厚朴、枳实导滞消痞。

3.饮食积滞证

症状：腹部胀满，疼痛拒按，嗳腐吞酸，恶食呕恶，痛而欲泻，泻后痛减，或大便秘结，舌苔厚腻，脉滑。

治法：消食导滞。

新安方剂：三黄枳术丸/木香丸。

程钟龄在《医学心悟·鼓胀》中将本证分为"阳结"和"阴结"，认为三黄枳术丸（黄芩、黄连、大黄、神曲、白术、枳实、陈皮）"消热食，除积滞，腹痛拒按，便闭溺赤，名曰阳结，宜用本方"；方中黄芩、黄连、大黄清热解毒，通腑消积；神曲、白术、枳实、陈皮健脾消食，破气消痞；木香丸（木香、丁香、干姜、麦芽、陈皮、巴豆）"治寒积冷食，腹痛拒按，或大便闭结，谓之冷闭，名曰阴结，本方攻之"；并提出"若冷热互伤，须酌其所食冷热之多寡而并用之。"方中木香、陈皮、麦芽理气健脾，健胃消食；丁香、干姜温中降逆，补肾助阳；巴豆峻下冷积。

4.肝郁气滞证

症状：腹部胀闷，痛无定处，痛引少腹，或兼痛窜两胁，时作时止，得嗳气或矢气则舒，遇忧思恼怒则剧，舌质红，苔薄白，脉弦。

治法：疏肝解郁，理气止痛。

新安方剂：木香顺气散。

孙一奎在《赤水玄珠·卷四》中推荐治"气滞而痛，其脉必沉"宜用木香顺气散（木香、槟榔、青皮、陈皮、厚朴、苍术、枳壳、砂仁、香附、生姜、甘草）。方中木香、槟榔、青皮、陈皮、厚朴、苍术、枳壳、砂仁疏肝理气；香附、生姜、甘草缓急止痛。

5.瘀血内停证

症状：腹痛较剧，痛如针刺，痛处固定，经久不愈，舌质紫暗，脉细涩。

治法：活血化瘀。

新安方剂：至宝饮。

孙文胤在《丹台玉案·卷四》中推荐治"瘀血凝结，肚腹绞痛，如剜割者"用至宝饮（桃仁、当归、川芎、红花、乌药、苏木、青皮、大黄）。方中桃仁、当归、川芎、红花活血化瘀；乌药、苏木行气温中；青皮、大黄逐瘀散结。

6.中虚脏寒证

症状：腹痛绵绵，时作时止，喜温喜按，形寒肢冷，神疲乏力，气短懒言，胃纳不佳，面色无华，大便溏薄，舌质淡，苔薄白，脉沉细。

治法：温中补虚，缓急止痛。

新安方剂：小建中汤。

吴谦在《医宗金鉴·卷四十三》中推荐"木来乘土腹急痛，缓肝和脾小建中"（桂枝、生姜、芍药、甘草、饴糖、大枣）。方中桂枝、生姜温阳散寒；芍药、甘草缓急止痛；饴糖、大枣甘温补中。

思考题

1.新安医家是如何对腹痛的寒、热、虚、实、气、血、饮、食等证候进行辨别的？
2.腹痛的治疗原则要注意什么？
3.举例说明新安医家腹痛辨证论治的经验。

第七节　泄　泻

泄泻是以排便次数增多，粪质稀溏或完谷不化，甚至泻出如水样为主症的病证。古有将大便溏薄而势缓者称为泄，大便清稀如水而势急者称为泻，现临床一般统称泄泻。如孙文胤在《丹台玉案·卷五》中记载："泄者如水之泄也，……泻者势似直下，微有不同，而其为病则一，故总名之曰泄泻。"后世新安医家对泄泻的病因、病机、证候鉴别、辨证论治、用药经验等都有所发挥，并积累了大量的诊治医案，具有重要的临床指导价值。

一、病因病机认识

新安医家认为，泄泻病因可归纳为感受外邪，饮食所伤，情志不调，禀赋不足，及久病脏腑虚弱等。病机是脾胃受损，湿困脾土，脾胃运化功能失调，肠道分清泌浊、传导功能失司。

如吴澄在《不居集·卷二十一》中认为脾胃受损、水湿偏盛是泄泻主要病机。《景岳全书·泄泻论证》记载："泄泻之本，无不由于脾胃。盖胃为水谷之海，而脾主健运。使脾健胃和，则水谷腐熟，而化气化血，以行荣卫。若饮食失节，起居不时，以致脾胃受伤，则水反为湿，谷反为滞，清华之气不能输化，乃致合污下降，而泄泻矣。"还提出泄泻与肝、脾、肾相关："真阴不足，真阳不足，脾阳虚，脾虚下陷，郁结，郁热，郁怒，脾肾两虚及药误。"汪机在《医学原理·卷六》中认为泄泻病理因素与湿邪关系最大，湿为阴邪，易困脾阳，脾受湿困，则运化不健，但可夹寒、夹热、夹风。"若脾气所伤，运动无力，水谷之气不得四布，则混流于下而为泻证。先哲分气湿寒热，四者之异，大意大抵困湿为多……其风寒热三者，不过夹证而已矣。"

二、病证鉴别诊断

1.强调泄泻与痢疾的鉴别 痢疾以腹痛、里急后重、利下赤白脓血为主症，泄泻以大便次数增加，粪质稀溏或完谷不化，甚至泻出如水样为主症，无里急后重、利下赤白脓血。

孙文胤在《丹台玉案·卷五》中强调泄泻以大便次数增加，粪质稀溏，甚则如水样，或完谷不化为主症，大便不带脓血，也无里急后重，或无腹痛，为新病，病势轻，易治；而痢疾以腹痛、里急后重、便下赤白脓血为特征，为久病，病势重，难治。"大抵泄泻与下痢，皆脾家之疾，而受病之新久不同。故势有轻重，而治之有难易也。然果何以知之，盖宿食停于中得湿热而始变，则有赤白诸般之色，而为下痢。此受病已久，故有积而无粪也。饮食过饱，挟湿而不尽化，则大便通痢，无里急后重之苦，而为泄泻。此受病未久，故有粪而无积也。此泻痢之别，用药者其可以概施乎。诸痢多热，而寒者少。诸泻多寒，而热者间或有之。惟完谷不化，属于客热在脾。火性急速，不及传化而自出也。然亦有脾寒，不能运而完谷不化者，此其常也。"

2.强调寒、热、虚、实、气、血、饮、食等证候的辨别 孙一奎在《赤水玄珠·卷八》中着重从腹痛感觉的不同、小便颜色及脉象方面来辨别寒、热、虚、实、痰、食证候属性："寒泄者，大便完谷不化，或口不渴而小水清利，腹中鸣，时常喜热手按摩，或过食凉药所致……热泻，口渴，小水短赤，粪如糜……积滞泄泻，必腹中作痛，痛而泄，泄而痛止者是也。或肚满按之坚者亦是也……虚泻，脉弱无力，饮食少，四肢倦，足背浮肿，口渴，皆所当补……实泄，泄泻腹疼，或有积滞。"程钟龄在《医学心悟·卷三》中分别指出了湿热、湿寒、食积、脾虚及肾虚泄泻的不同临床表现："然有湿热，有湿寒，有食积，有脾虚，有肾虚，皆能致泻，宜分而治之。假如口渴、溺赤、下泻肠垢，湿热也。溺清、口和、下泻清谷，湿寒也。胸满痞闷、嗳腐吞酸、泻下臭秽，食积也。食少、便频、面色㿠白，脾虚也。五更天明，依时作泻，肾虚也。"

三、治疗原则发挥

治疗应以运脾化湿为原则。

泄泻的治疗强调灵活运用淡渗、升提、清凉、疏利、甘缓、酸收、燥脾、温肾、固涩之方药。

孙一奎在《赤水玄珠·卷八》中治疗泄泻非一味固涩，针对内有积滞的久泄需用下法："新泄泻多是湿，治湿泻之法，宜燥脾利水，胃苓汤、五苓散之类……久泻多是积……既久泻矣，而又以承气汤下之者，必其积滞胶固，脉结实不虚，非常法可效，故用此推陈致新，不可姑息也。"

吴澄在《不居集·卷二十一》中泄泻当随证施治，予以温阳、升提、开郁、清肺："今肾中阳气不足，则命门火衰，而阴寒独盛……椒附丸、五味子散、四神丸，皆治此之良方……阳虚之人，脾虚不能胜湿……凡若此者，不速培阳气，必致渐衰而日危矣……脾虚下陷，胃气不能上腾，则注下泄泻。宜升举脾胃之气，而泻自止……忧思太过，脾气结而不开，肝气不舒，下凌脾土，虚损证多有之，宜开郁舒结……虚损有种肺气闭锢，肺金不清，咳嗽胸满，肺中郁热，回奔大肠而泻者，当先清肺金，然后和脾。"

汪机在《医学原理·卷六》中同样辨证施治，并补充泄痰、消积治法："如因痰而泻者……宜泄痰为主，宜海石、青黛、神曲、黄芩为丸服，或用升吐之剂，以提其气……如因食积不化而泻者……治法当导去宿疾为主，乃《内经》所谓通因通用之义，宜大黄、枳实、神曲之类。"

四、临床证治经验举例

1.寒湿内盛证

症状：泄泻清稀，甚则如水样，脘闷食少，腹痛肠鸣，或兼外感风寒，则恶寒，发热，头痛，肢体酸痛，舌苔白或白腻，脉濡缓。

治法：芳香化湿，解表散寒。

新安方剂：藿香正气散。

汪昂在《医方集解·卷三》中推荐治"伤冷、伤湿、疟疾、中暑、霍乱吐泻"用藿香正气散（大腹皮、白芷、紫苏、茯苓、半夏、白术、陈皮、厚朴、甘草、藿香、桔梗）。方中藿香辛温散寒，芳香化浊；白术、茯苓健脾化湿；半夏、陈皮理气祛湿，和中止呕；厚朴、大腹皮理气除满；紫苏、白芷、桔梗解表散寒，疏利气机；甘草调和诸药。

2.湿热伤中证

症状：泄泻腹痛，泻下急迫，或泻而不爽，粪色黄褐，气味臭秽，肛门灼热，烦热口渴，小便短黄，舌质红，苔黄腻，脉滑数或濡数。

治法：清热利湿。

新安方剂：白芍黄芩木通汤。

孙一奎在《赤水玄珠·卷八》中推荐白芍黄芩木通汤（白芍、黄芩、木通、白术、泽泻、茯苓）。方中黄芩苦寒清热燥湿；白芍甘缓和中止泻；木通、白术、泽泻、茯苓健脾利水。

3.食滞肠胃证

症状：腹痛肠鸣，泻下粪便臭如败卵，泻后痛减，脘腹胀满，嗳腐酸臭，不思饮食，舌苔垢浊或厚腻，脉滑。

治法：消食导滞。

新安方剂：保和丸。

徐春甫在《古今医统大全·卷三十五》中推荐用保和丸（山楂、莱菔子、半夏、陈皮、茯苓、神曲、连翘）消导食积。方中神曲、山楂、莱菔子消食和胃；半夏、陈皮和胃降逆；茯苓健脾祛湿；连翘解郁清热。

4.脾胃虚弱证

症状：大便时溏时泻，迁延反复，食少，食后脘闷不舒，稍进油腻食物，则大便次数明显增加，面色萎黄，神疲倦怠，舌质淡，苔白，脉细弱。

治法：健脾益气。

新安方剂：参苓白术散。

孙一奎在《赤水玄珠·卷八》中推荐治"脾虚泄泻，浮肿"用参苓白术散（人参、白术、茯苓、甘草、砂仁、陈皮、桔梗、山药、莲子肉、薏苡仁）。方中人参、白术、茯苓、甘草健脾益气；砂仁、陈皮、桔梗、山药、莲子肉、薏苡仁理气健脾化湿。

5.肾阳虚衰证

症状：黎明之前脐腹作痛，肠鸣即泻，完谷不化，腹部喜暖，泻后则安，形寒肢冷，腰膝酸软，舌淡苔白，脉沉细。

治法：温补脾肾，固涩止泻。

新安方剂：四神丸。

吴澄在《不居集·卷二十一》中推荐治"脾肾泻，清晨泻"用四神丸（补骨脂、肉豆蔻、吴茱萸、五味子）。方中"补骨脂有温中暖下之能，五味子有酸收固涩之性，吴茱萸散邪补土，肉豆蔻涩滑益脾。暖肾而使气蒸，破滞而使气壮，补肾仍是补脾矣。"

6.肝气乘脾证

症状：胸胁胀闷，嗳气食少，每因抑郁恼怒，或情绪紧张之时，发生腹痛泄泻，腹中雷鸣，攻窜作痛，矢气频作，舌淡红，脉弦。

治法：抑肝扶脾。

新安方剂：白术芍药散。

徐春甫在《古今医统大全·卷三十五》中推荐"治痛泻要方"用白术芍药散（白术、芍药、陈皮、防风）。方中芍药养血柔肝，白术健脾补虚，陈皮理气醒脾，防风升清止泻。

思考题

1.新安医家如何对泄泻与痢疾进行鉴别？
2.泄泻的治疗原则要注意什么？
3.举例说明新安医家对泄泻病的辨证论治特色。

第八节　痢　疾

痢疾是以大便次数增多，腹痛，里急后重，痢下赤白黏冻为主症的一种夏秋季常见肠道传染病。古代痢疾有不同病名，如肠澼、赤沃、大瘕泄及滞下等。如孙文胤在《丹台玉案·卷三》中说："古无痢疾之名，惟曰滞下，今从病从利，故名之曰痢。"

一、病因病机认识

新安医家认为，外感时邪疫毒和饮食不节是痢疾病因，病机为邪蕴肠腑，气血壅滞，传导失司，脂络受伤。

吴谦在《医宗金鉴·卷四十二》中认为因风暑，湿热、寒湿内蕴肠腑，腑气壅滞，气滞血阻，气血与邪气相搏结，夹糟粕积滞肠道，脂络受伤，腐败化为脓血而痢下赤白；气机阻滞，腑气不通，闭塞滞下，故见腹痛，里急后重；湿热郁滞则小便赤涩"然痢之为病，里急后重，下利脓血，小便赤涩。里急者，腹痛积滞也。后重者，下坠气滞也。小便赤涩者，湿热郁滞也。皆因外受风暑湿蒸之气，内伤生冷饮食过度而生也。"

二、病证鉴别诊断

1.强调痢疾与泄泻的鉴别　二者都以大便次数增多、粪质稀薄为共同症状，痢疾以腹痛、里急后重、利下赤白脓血为主症，泄泻无里急后重、利下赤白脓血。

孙一奎在《赤水玄珠·卷八》中说："泻痢之病，水谷或化或不化，并无努圊，惟觉困倦。若滞下则不然，或脓，或血，或脓血相杂，或肠垢，或无糟粕，或糟粕相混。虽有痛、不痛、大痛之异，然皆里急后重，逼迫恼人，似乎皆热证、实证也。"又说："初不敢速分者，以其有先痢而后泻，有先泻而后痢，有痢不因泻，有泻不因痢，治有次第，症有轻重也。"不但指出了痢疾与泄泻二者的鉴别要点，还认为泻、痢两病在一定条件下可以相互转化，或先泻后痢，或先痢而后转泻。而先泻后痢病情加重，先痢后泻为病情减轻。

孙文胤在《丹台玉案·卷五》中说："大抵泄泻与下痢，皆脾家之疾，而受病之新久不同。故势有轻重，而治之有难易也。然果何以知之，盖宿食停于中得湿热而始变，则有赤白诸般之色，而为下痢。此受病已久，故有积而无粪也。饮食过饱，挟湿而不尽化，则大便通痢，无里急后重之苦，而为泄泻。此受病未久，故有粪而无积也。此泻痢之别，用药者其可以概施乎。诸痢多热，而寒者少。诸泻多寒，而热者间或有之。惟完谷不化，属于客热在脾。火性急速，不及传化而自出也。然亦有脾寒，不能运而完谷不化者，此其常也。治此病者，当视其小便之赤白，察其脉之洪数沉迟而已。小便赤，脉洪数则为热；小便清，脉沉迟则为寒，不可不辨也。"认为泻、痢两病可从病程长短、小便颜色及脉象方面加以鉴别。

2.强调新、久、寒、热、虚、实、气、血等证候的辨别　方肇权在《方氏脉症正宗·卷十》中着重从下痢颜色、小便情况以及脉象方面来辨别寒、热证候属性："余今将热痢、冷痢二者详为分辨，使临斯证者，细心参究，庶不误于人也。如热痢者，口渴身热，饮食常凌，下迫窘痛，血色多鲜，或兼小便黄色赤涩而短，其脉必数而有力；如冷痢者，口不渴，身不热，饮食减少，胃中胀满，下迫不痛，其色多白，小便如常，其脉必迟而有力。"

徐春甫在《古今医统大全·卷三十六》中说："假如下痢赤白，俗言寒热相兼，其说尤误。岂知水火阴阳寒热者，犹权衡也，一高则必一下，一盛则必一衰，岂能寒热俱盛于肠胃而同为痢乎？如热疮疡而出白脓者，岂可以白为寒乎？其热之伤于气分属肺金，故色白也；其热之伤于血分属心火，故赤也。脾为黄，肝为青，肾为黑，各随五脏之部而见五色，是其标也。本则一出于热，但分浅深而已。大法下迫窘痛，后重里急，小便赤涩，皆属燥热，而下痢白者多有之，然则为热明矣。"指出了不能单以下利赤白颜色来辨别寒热，更是以五色痢为证，这种辨证的态度则更加科学。

三、治疗原则发挥

需根据痢疾的寒热虚实对证施药，热痢清之，寒痢温之，初痢实则通之，久痢虚则补之，寒热交错者清温并用，虚实夹杂者攻补兼施。

强调温、清、通、涩方药的合理运用

徐春甫在《古今医统大全·卷三十六》中认为初痢如属实者，应用疏涤之法。如治疗不当，收涩太早，关门留寇，酿成正虚邪恋，可发展为下利时发时止、日久难愈的休息痢："夫痢疾滞下，实由湿热郁久，食积停滞，而后滞下之疾作焉。初须通因通用之法，以涤去肠胃积滞，然后调和胃气，则可愈矣。若不疏涤，便欲止之，虽愈必发。此其所以为休息痢者是也。"又说："痢疾初起须去邪，久而虚者必是滑脱下陷，须提升涩脱，方可愈也。若初疏涤过而邪气尚未尽除，脉犹弦急，其人壮健，须再下之。"

吴谦在《医宗金鉴·卷四十二》中记载："初痢有表证发热者，不宜攻之，法当先解其外……里热盛，上冲心作呕噤口者，法当先攻其里……寒痢宜用理中汤……初痢外无表热，内热不盛，宜用芍药汤……痢疾攻后病势大减，宜调气血，用香连和胃汤……赤痢下血多虚者，当涩之，加炒椿根白皮、炒地榆。白痢日久气虚者，加人参、茯苓、炒干姜以补之。实而噤口难下者，以大黄黄连汤下之……久痢脏有寒热不分者，宜用乌梅丸调和之。寒虚滑脱者，宜用养脏汤温补之。"可见痢疾初起之时，以实证、热证多见，宜清热化湿解毒，久痢虚证、寒证，应以补虚温中，调理脾胃，兼以清肠，收涩固脱。

四、临床证治经验举例

1.湿热痢

症状：腹部疼痛，里急后重，痢下赤白脓血，黏稠如胶冻，腥臭，肛门灼热，小便短赤，舌苔黄腻，脉滑数。

治法：清热导滞，调气行血。

新安方剂：芍药汤。

徐春甫在《古今医统大全·卷三十六》中推荐用芍药汤（白芍、当归、黄连、黄芩、肉桂、槟榔、炙甘草、木香、大黄）。方中黄芩、黄连清热燥湿解毒；白芍、当归、炙甘草行血和营，以治脓血；木香、槟榔、大黄行气导滞，以除后重；少佐肉桂辛温通结。

2.疫毒痢

症状：起病急骤，壮热口渴，头痛烦躁，恶心呕吐，大便频频，痢下鲜紫脓血，腹痛剧烈，后重感特著，甚者神昏惊厥，舌质红绛，舌苔黄燥，脉滑数或微欲绝。

治法：清解热毒，凉血除积。

新安方剂：白头翁汤。

程林《圣济总录纂要·卷六》中推荐白头翁汤（白头翁、黄连、黄柏、秦皮）。方中白头翁、黄连、黄柏、秦皮清热化湿，凉血解毒。

3.虚寒痢

症状：腹部隐痛，缠绵不已，喜按喜温，痢下赤白清稀，无腥臭，或为白冻，甚则滑脱不禁，肛门坠胀，便后更甚，形寒畏冷，四肢不温，食少神疲，腰膝酸软，舌淡苔薄白，脉沉细而弱。

治法：温补脾肾，收涩固脱。

新安方剂：真人养脏汤。

汪机在《医学原理·卷六》中推荐真人养脏汤（人参、白术、肉豆蔻、当归、诃子、肉桂、白芍、罂粟壳、甘草、木香）。方中人参、白术、甘草、肉桂等补中益气，当归、白芍补益阴血，木香理气，肉豆蔻和胃，诃子、罂粟壳止滑固脱。

4.休息痢

症状：下痢时发时止，迁延不愈，常因饮食不当、受凉、劳累而发，发时大便次数增多，夹有赤白黏冻，腹胀食少，倦怠嗜卧，舌质淡苔腻，脉濡软或虚数。

治法：健脾益气，消积化滞。

新安方剂：立效散。

孙文胤在《丹台玉案·卷三》中推荐治休息痢用立效散（当归、白芍、罂粟壳、石榴皮、地榆、甘草）。方中当归、白芍、甘草健脾养血缓急；地榆清除肠中湿热余邪；罂粟壳、石榴皮固涩止泻。

思考题

1.新安医家认为痢疾的鉴别诊断要注意什么？
2.新安医家认为痢疾的治疗原则要注意什么？
3.举例说明新安医家对痢疾各证的治疗经验。

第九节　便　秘

便秘是指粪便在肠内滞留过久，秘结不通，排便周期延长，或周期不长，但粪质干结，排出艰难，或粪质不硬，虽有便意，但便而不畅的病证。如孙文胤在《丹台玉案·卷五》中说："秘者气之闭也，结者粪之结也。"吴崑在《医方考·卷二》中说："秘结，燥证也。然有火燥，有风燥，有水竭之燥，有血虚之燥。从容养血清燥为上手，急遽攻下通肠为下手。"新安医家对便秘的病因、病机、证候鉴别、辨证论治、用药经验等都有所发挥，并积累了大量的诊治医案，具有重要的临床指导价值。

一、病因病机认识

新安医家认为，饮食不节、情志失调、外邪犯胃、禀赋不足是其病因，其病机为热结、气滞、寒凝、气血阴阳亏虚致肠道传导失司。

徐春甫在《古今医统大全·卷六十九》中认为饮酒过多，过食辛辣肥甘厚味，导致肠胃积热，大便干结；或素体虚弱，或病后、产后及年老体虚之人，气血两亏，气虚则大肠传送无力，血虚则津枯肠道失润，甚则致阴阳俱虚，阴亏则肠道失荣，导致大便干结，便下困难，阳虚则肠道失于温煦，阴寒内结，导致便下无力，大便艰涩。"凡人大便秘结，皆由房劳过度，饮食失节，或恣饮酒浆，过食辛热。饮食之火，起于脾胃，淫欲之火，起于命门，以致阴虚血耗，火盛水亏，津液不生，故传导失常，渐成燥结之证。有年高血少津液枯涸，或因有所脱血，津液暴竭，新产之妇气血虚耗，以致肠胃枯涩。体虚之人摄养乖方，三焦气涩，运掉不行，而肠胃壅滞，遂成秘结。"

汪机在《医学原理·卷八》中说："秘者，大便秘结干燥而不通也。原其所因，皆因房事过度，或为饮食失节，或恣饮酒浆，或过食辛热，以致火盛水亏，津液枯涸，传导失常，秘结之证作矣。但中有风秘、阳结、阴结、气虚、血虚种种不同。"详细指出了便秘的病因、病机及不同类别。

二、病证鉴别诊断

强调寒、热、虚、实、气、血等证候的辨别　徐春甫在《古今医统大全·卷六十九》中说："有风秘、气秘、热秘、寒秘、湿秘。风秘者，风痰燥结不通也。气秘者，气滞烦闷不通也。热秘者，内府积热，消耗津液，大便结燥不通也。寒秘者，年高脏冷，及疝癖冷气结滞，大便不利也。湿秘者，湿热郁结，津液不行而秘涩也。所以病证不同，难以一例而施治也。"指出了风秘、气秘、热秘、寒秘、湿秘的不同病机特征，并从小便来辨虚实。其指出："凡虚秘者，小便清利；实秘者，能饮食，小便赤涩，不可不辨。"程钟龄在《医学心悟·卷三》中也说："然有实闭、虚闭、热闭、冷闭之不同。如阳明胃实，燥渴、谵语、不大便者，实闭也……若老弱人精血不足，新产妇人气血干枯，以致肠胃不润，此虚闭也……热闭者，口燥、唇焦，舌苔黄，小便赤，喜冷、恶热，此名阳结……冷闭者，唇淡口和，舌苔白，小便清，喜热恶寒，此名阴结。"都认为便秘的辨证当分清虚实，实者包括热秘、气秘和冷秘，虚者当辨气虚、血虚、阴虚和阳虚的不同。

三、治疗原则发挥

以通下为准则，实证以祛邪为主，根据证型不同，应用泻热、温通、理气之法；虚证应用滋阴养血、益气温阳之法。

新安医家认为需合理运用泻热、温散、益气、温阳、滋阴、养血等方药

徐春甫在《古今医统大全·卷六十九》中说："凡病实热初然秘结者，脉实大而有力，宜以塞因通用之法，承气等汤通之可也。其病之久者，老人、虚人及亡津之后，悉皆以润燥通幽之剂缓而图之，庶不有误，如润肠丸、通幽汤之属是也。"说明实证予以通泻，虚证予以滋补。

又针对不同便秘予以对证施治："血虚之人，大便结燥，脉大如葱管，而身发热，切不可发汗，汗之则重亡津液，结燥愈甚，而致死者有之。卒以巴豆、牵牛峻剂攻下，暂得通快，必然再结愈甚，卒不能调，则亦重竭津液之过也。丹溪所谓古方通大便，皆用降气品剂，盖肺气不降，则大肠难传送，用杏仁、枳壳、沉香、诃子是也。又老人、虚人、风人津液少而秘者，宜药以滑之，用麻仁、胡麻、阿胶之属是也。如投以快药利之，津液走，气血耗，虽暂通，而即秘矣，更生他病，何可胜言。"认为便秘治法上属热结者宜泻热通腑，气滞者宜行气导滞，寒积者宜散寒通里，气虚者宜益气润肠，血虚者宜养血润

燥，阴虚者宜滋阴润下，阳虚者宜温阳通便。

四、临床证治经验举例

1.热秘

症状：大便干结，腹胀腹痛，口干口臭，面红心烦，或有身热，小便短赤，舌红，苔黄燥，脉滑数。

治法：清热润肠。

新安方剂：脾约麻仁丸。

孙一奎在《赤水玄珠·卷十五》中推荐治"肠胃热燥，大便秘结"用脾约麻仁丸（厚朴、芍药、枳实、杏仁、麻仁、大黄、白蜜）。方中大黄、枳实、厚朴通腑泻热；麻仁、杏仁、白蜜润肠通便；芍药养阴和营。

2.气秘

症状：大便干结，或不甚干结，欲便不得出，或便而不爽，肠鸣矢气，腹中胀痛，嗳气频作，纳食减少，胸胁痞满，舌苔薄腻，脉弦。

治法：顺气导滞。

新安方剂：六磨汤。

徐春甫在《古今医统大全·卷六十九》中推荐治"气涩腹闷，大便秘涩"用六磨汤（沉香、木香、槟榔、乌药、枳壳、大黄）。方中木香调气；乌药顺气；沉香降气；大黄、槟榔、枳实行气导滞。

3.冷秘

症状：大便艰涩，腹痛拘急，胀满拒按，胁下偏痛，手足不温，呃逆呕吐，舌苔白腻，脉弦紧。

治法：温润通便。

新安方剂：温脾汤。

吴谦在《医宗金鉴·卷四十三》中推荐用温脾汤（大黄、干姜、附子、肉桂、甘草、厚朴）。方中附子、肉桂温里散寒；大黄荡涤积滞；干姜、甘草温中益气；厚朴助泻下之力。

4.血虚秘

症状：大便干结，面色无华，头晕目眩，心悸气短，健忘，口唇色淡，舌淡苔白，脉细。

治法：养血润燥。

新安方剂：润肠汤。

孙文胤在《丹台玉案·卷五》中推荐治"血枯粪结"用润肠汤（当归、知母、麦冬、桃仁、火麻仁、苏子、生地黄）。方中当归、生地黄滋阴养血；火麻仁、桃仁润肠通便；麦冬、知母滋阴润燥；苏子引气下行。

5.阴虚秘

症状：大便干结，如羊屎状，形体消瘦，头晕耳鸣，两颧红赤，心烦少眠，潮热盗汗，腰膝酸软，舌红少苔，脉细数。

治法：滋阴补肾。

新安方剂：大补丸。

可用《医方考·卷二》中的大补丸（黄柏一味，炒褐色，为末作丸）。吴崑说："肾主五液，肾水一亏，则五液皆涸，故上见口渴，下见燥结也。黄柏味苦而厚，质润而濡，为阴中之阴，故能滋少阴，补肾水。此《经》所谓燥者濡之，又谓之滋其化源也。"

思考题

1.新安医家对便秘的寒、热、虚、实、气、血等证候是如何辨别的？

2.便秘的治疗原则要注意什么？

3.举例说明新安医家对便秘各证的论治经验。

第四章　肝胆病证

肝主疏泄，主藏血，主筋，开窍于目。胆附于肝，内藏"精"，肝经属肝络胆，肝胆相为表里。肝胆的病理表现主要是气机的流畅、血液的贮藏调节和胆汁疏泄功能的异常。肝体阴而用阳，肝胆病证大致可分为肝体和肝用两方面。

肝为刚脏，喜条达而恶抑郁。疏泄失调，气机郁结，则为肝气；郁而化火，则为肝火；气盛阳亢，则为肝阳；阳亢化风或热极生风，则为肝风。肝气、肝火、肝阳、肝风四者同源而异流，在病变过程中，每多兼夹或相互转化。肝体属阴，阴血不足，肝失濡润，可致气郁络滞；阴血亏虚，阴阳失调，可引起阳亢风动。

同时肝胆与其他脏腑亦密切相关，临证中应注意脏腑之间的关联，随证处理。此外，肝胆为人体重要脏腑，气血、经络、情志方面的病证多与之有关。如郁证、厥证多有肝气失调，痉证、颤证常因风阳扰动等等，但从编排、讲授角度着眼，分别将其归属气血津液病证、心系病证和肢体经络病证。至于肝气逆肺之喘证、肝火内扰之不寐、肝脾失调之泄泻、肝气郁滞之癃闭等病证，依据其病证整体相关性，分别属于各个脏腑系统。

依据肝的生理功能和病机变化特点，新安医家认为若气血壅结，肝体失和，腹内结块，则形成积聚；如湿邪壅滞，肝胆失泄，胆汁泛溢，则发生黄疸；肝脾肾失调，气血水互结，酿生鼓胀。肝气失疏，络脉失和，则为胁痛；风阳上扰，或阴血不承，则致头痛、眩晕；风阳暴升，夹痰夹瘀，气血逆乱，上冲于脑，则为中风。本章仅就胁痛、黄疸、积聚、鼓胀、头痛、眩晕、中风展开讨论。

第一节　胁　痛

胁痛是指以一侧或两侧胁肋部疼痛为主要表现的病证，也是临床上常见的一种自觉症状。胁，指侧胸部，为腋以下至第十二肋骨部的总称。《医宗金鉴·外科卷》指出："其两侧自腋而下，至肋骨之尽处，统名曰胁。"

一、病因病机认识

新安医家认为，外感、情志不遂、饮食不节、跌仆损伤、久病体虚导致气滞、血瘀、肝火、痰饮、食积等是胁痛的主要病因病机。

徐春甫将胁痛分为内因、外因分而论之，《古今医统大全·胁痛》中说："两胁俱痛，当分内外之因。内因七情气结，饮食过度，冷热失调，颠扑伤形者；或痰积流注，气血相搏，皆能为痛，此内因也；伤寒，少阳耳聋胁痛，风寒所袭而为两胁作痛，此外因也。"孙一奎通过脉象将病因加以区分，《赤水玄珠·胁痛门》中描述："有风寒，脉浮弦而数者是也。有食积，脉沉弦而伏者是也。有痰饮，或弦，或滑，或结，或促。有死血，脉沉而涩。有虚，脉弦而细数，或大而无力。有气郁，脉沉细。有火，脉洪滑而数。当分条类，析明别，左右施治。"

二、病证鉴别诊断

1.注意寒、热、虚、实之不同 胁痛首先应在寒热虚实方面加以区分。叶天士在《临证指南医案·胁痛》说:"胁痛一症,多属少阳、厥阴。伤寒胁痛,皆在少阳胆经,以胁居少阳之部。杂症胁痛,皆属厥阴肝经,以肝脉布于胁肋。……其症有虚有实,有寒有热,不可概论。"汪蕴谷在《杂症会心录·胁痛》指出:"今夫古书论胁痛一症……有寒热虚实之不同……而其间必以拒按喜按,探虚实之消息;喜温喜冷,验寒热之假真。更宜以脉之大、小、迟、数、有力、无力为辨,是在医者神而明之,勿泥古法而不化也。"指出通过喜按、拒按分虚实,喜温、喜冷辨寒热,脉象之异亦是辨别之依据。

2.注意左、右、气、血之分 孙文胤《丹台玉案·胁痛门》指出胁痛有气血之别及左胁痛、右胁痛之分。"然何以辨其为血与气耶?盖瘀血作痛者,痛而不膨,按之亦痛,不按亦痛,其痛无时而息也。怒气作痛者,痛而且膨,得嗳则缓,已而复痛,其痛有时而息也。此非血与气之辨乎。然有左胁痛右胁痛。左胁痛甚者,必是肝火盛,木气实。右胁痛甚者,必是痰流注,并食积。两胁走痛者,必痰饮也。又有季胁作痛者何也?盖季胁两肋稍之处,肝之下胆之位也,痛甚而下连小腹者,亦是死血,痛不甚而止于一处者痰也。治此病者,审其所伤而治之,亦无不中矣。"

三、治疗原则发挥

1.强调外感内伤寒热虚实之辨治 胁痛外感,宜和解少阳。胁痛内感,一则分部位:在左则病位在肝,在右则病位移于肺;另分虚实:实证根据气郁、火旺、痰浊、食积、血瘀分别理气、降火、消食、活血,虚证则温补之。可参照清代程钟龄《医学心悟·胁痛》:"伤寒胁痛,属少阳经受邪,用小柴胡汤。杂证胁痛,左为肝气不和,用柴胡疏肝散。七情郁结,用逍遥散。若兼肝火、痰饮、食积、瘀血,随证加药。右为肝移邪于肺,用推气散。凡治实证胁痛,左用枳壳,右用郁金,皆为的剂。然亦有虚寒作痛,得温则散,按之则止者,又宜温补,不可拘执也。"

2.治胁痛须分在气和在血 汪蕴谷《杂症会心录·胁痛》认为内伤胁痛不外乎气、血两端,临床应注意区分在气在血和寒热虚实的不同以选择不同的治疗方法。"痛在气分者,治在气:寒者温之、虚者补之、热者清之、实者泄之,血药不宜用也……痛在血分者,治在血。血虚者以血药补之,血热者以阴药滋之,血实者以苦药通之,气药不宜用也。"

四、临床证治经验

1.肝郁气滞证

症状:胁肋胀痛,走窜不定,甚则引及胸背肩臂,疼痛每因情志变化而增减,胸闷腹胀,嗳气频作,得嗳气而胀痛稍舒,纳少口苦,舌苔薄白,脉弦。

治法:疏肝理气。

新安方剂:柴胡疏肝散。

程国彭《医学心悟·胁痛》推荐"治左胁痛"用柴胡疏肝散加减(柴胡、陈皮、川芎、赤芍、枳壳、香附、甘草)。方中柴胡、枳壳、香附、陈皮疏肝理气,解郁止痛;赤芍、甘草养血柔肝，缓急止痛；川芎活血行气通络。

2.肝胆湿热证

症状：胁肋胀痛或灼热疼痛，口苦口黏，胸闷纳呆，恶心呕吐，小便黄赤，大便不爽，或兼有身热恶寒，身目发黄，舌红苔黄腻，脉弦滑数。

治法：清利肝胆。

新安方剂：当归龙荟丸。

孙文胤《丹台玉案·胁痛门》推荐"治肝火盛肋胁作痛"用当归龙荟丸（当归、龙胆草、山栀、黄芩、黄连、大黄、芦荟、青黛、木香、麝香）。方中龙胆草清利肝胆湿热；山栀、黄芩、黄连清热利湿退黄；大黄、芦荟泻下通腑；木香、麝香理气止痛；当归养血柔肝；青黛清肝化痰。

3.瘀血阻络证

症状：胁肋刺痛，痛有定处，痛处拒按，入夜痛甚，胁肋下或见有癥块，舌质紫暗，脉象沉涩。

治法：活血通络。

新安方剂：复元活血汤。

孙一奎《赤水玄珠·胁痛门》推荐"从高坠下，恶血流于胁下，疼痛不可忍"选复元活血汤（柴胡、当归、甘草、穿山甲、大黄、桃仁、红花、瓜蒌根）。方中柴胡疏肝调气，散瘀止痛，为君药；当归活血化瘀，消肿止痛，甘草缓急止痛，二者为臣药；穿山甲、桃仁、红花、瓜蒌根破瘀散结，通络止痛，为佐药；大黄酒制，以荡涤败血，为使药。

思考题

1.新安医家对胁痛鉴别诊断和治疗有何经验？
2.举例说明新安医家对胁痛的辨证论治经验。

第二节　黄　疸

黄疸是以目黄、身黄、小便黄为主症的一种病证，其中目睛黄染尤为本病的重要特征。新安医家程钟龄在《医学心悟·黄疸》中描述："黄胆者，目珠黄，渐及皮肤，皆见黄色也。"

一、病因病机认识

新安医家认为，湿热是黄疸的主要病理因素。《古今医统大全·疸证门》中载："疸证不必分五种，同是湿热。"外感湿热疫毒、内伤饮食、劳倦或病后，湿邪困遏脾胃，壅塞肝胆，疏泄失常，胆汁泛溢是黄疸的主要病因和病机。而湿与热相互胶结、助长，致使黄疸愈演愈重。即如孙文胤在《丹台玉案·黄胆门》中所说："黄胆之症，皆湿热所成。湿气不能发泄，则郁蒸而生热。热气不能宣畅，则固结而生湿。湿得热而益深，热因湿而愈炽。二者相助而相成，愈久而愈甚者也。然求其湿热之所由生，未有不由于大醉大饱，及醉饱后贪睡久卧，与努力行房，而得者。或醉饱后入水洗洛，寒气敛束，密其膝理，汗不得出，以致湿热相感，而成此病焉。"

二、病证鉴别诊断

强调黄疸、黄汗、谷疸、酒疸、女劳疸不同种类间的鉴别诊断　古代新安医家将黄疸分为黄疸、黄汗、谷疸、酒疸及女劳疸五种。徐春甫在《古今医统大全·疸证门》做出具体叙述："黄汗疸为病，身体俱肿，汗出而渴，其汗能染衣，黄如柏汁，此由脾胃，有出入水，或风所闭，热结而成黄汗也。黄疸即前酒食过度，脏腑不和，水谷相并，结于脾胃，风湿相搏，热气熏蒸云云，而成黄疸。谷疸之证，食毕即头眩，心中怫郁不安，遍身发黄，此脾胃有热，因饥过食所伤胃气所致也。酒疸之证，身目发黄，心中懊痛，足胫满，小便黄，面发赤斑，此由饥中饮酒大醉，当风入水所致。其证心中懊，面热，不能食，时欲呕吐者是也。女劳疸身目俱黄，发热，恶寒，小腹满急，小便不利，此由过于劳伤，极于房室，大热大劳而交接所致也。"五者根据诱因、临床表现等方面加以区分。

三、治疗原则发挥

黄疸治疗以祛湿为大法。祛湿重在通利二便，便通湿除，寒热之邪亦随之而泄。其次，通过发病时间、病程长短、黄疸色泽及其他临床表现来鉴别阳黄、阴黄，湿热偏重，及虚实不同，分而治之。

1.注意阴阳表里治疗的不同　新安医家认为黄疸的治疗应分清阴阳表里不同，如程钟龄在《医学心悟·黄疸》中述："阳黄者，栀子柏皮汤；若便闭不通，宜用茵陈大黄汤。阴黄者，茵陈五苓散；如不应，用茵陈姜附汤。"《古今医统大全·疸证门》提出针对表里阴阳的不同，采取"汗吐下"三大治法："一身尽痛而黄者，湿邪胜，在表也。伤寒，当汗不汗则生黄，邪在表也，并宜汗之。不痛，干燥，热胜而黄，脉沉弦者，邪在表也，宜先下之。上膈烦闷，其脉浮，或欲呕者，宜先吐之。原发黄证，皆其湿热郁结，必表里分消疏利之，立愈矣。"

2.强调"化湿邪，利小便"在黄疸治疗中的重要性　通利小便是祛湿的重要途径，小便得通，则湿有去路。《古今医统大全·疸证门》中指出，"黄胆多为脾湿不流并积热而成。此病目睛、皮肤、小水皆黄。必须利小水乃为捷径。小水一清，而黄即退。疸证虽有五种，总为湿热不散。身热身痛，发黄，小便涩，当渗利之，以五苓散、茵陈、黄连之类。轻者，小温中丸；重者，大温中丸。热多加黄连，湿多加茵陈，五苓散加食积药。"

四、临床证治经验举例

1.脾胃湿热证

（1）热重于湿

症状：身目俱黄，黄色鲜明，发热口渴，或见心中懊侬，腹部胀闷，口干而苦，恶心呕吐，小便短少黄赤，大便秘结，舌苔黄腻，脉象弦数。

治法：清热解毒，利湿退黄。

新安方剂：茵陈蒿汤。

程钟龄《医学心悟·黄疸》中推荐用茵陈蒿汤（茵陈、栀子、大黄）治"身黄如橘子色，腹满便闭者，可下"。茵陈蒿为清热利湿退黄之要药；栀子、大黄清热泻下。

（2）湿重于热

症状：本证常见身目俱黄，黄色不及前者鲜明，头重身困，胸脘痞满，食欲减退，恶心呕吐，腹胀或大便溏垢，舌苔厚腻微黄，脉象濡数或濡缓。

治法：利湿化浊，清热退黄。

新安方剂：茵陈五苓散。

罗周彦《医宗粹言·黄疸》中推荐用茵陈五苓散（茵陈蒿、白术、猪苓、泽泻、苍术、山栀、滑石、甘草、茯苓）。方中白术、苍术、甘草健脾化湿；茵陈蒿、泽泻、茯苓、猪苓、滑石、山栀利湿清热退黄。

2.胆腑郁热证

症状：身目发黄，黄色鲜明，上腹、右胁胀闷疼痛，牵引肩背，身热不退，或寒热往来，口苦咽干，呕吐呃逆，尿黄赤，大便秘，苔黄舌红，脉弦滑数。

治法：清利肝胆，化湿退黄。

新安方剂：大柴胡汤。

吴谦《医宗金鉴·黄疸病脉证并治第十六》中推荐"诸黄，腹满而呕者，宜柴胡汤。"并认为"呕而腹痛，胃实热也，然必有潮热便硬，始宜大柴胡汤两解之"（柴胡、黄芩、半夏、大黄、枳实、郁金、佛手、茵陈、山栀、白芍、甘草）。方中柴胡、黄芩、半夏和解少阳，和胃降逆；大黄、枳实通腑泄热；郁金、佛手、茵陈、山栀疏肝利胆退黄；白芍、甘草缓急止痛。

3.疫毒炽盛证（急黄）

症状：发病急骤，黄疸迅速加深，其色如金，皮肤瘙痒，高热口渴，胁痛腹满，神昏谵语，烦躁抽搐，或见衄血、便血，或肌肤瘀斑，舌质红绛，苔黄而燥，脉弦滑或数。

治法：清热解毒，泻火退黄。

新安方剂：犀角散。

孙一奎《赤水玄珠·疸门》中推荐"发黄心膈烦躁，目赤痛"用犀角散（犀角屑、黄芩、栀子仁、升麻、茵陈、芒硝）。方中犀角（用水牛角代）、黄芩、栀子、升麻清热凉血解毒；茵陈、芒硝利湿清热退黄。

4.寒湿困脾证

症状：身目俱黄，黄色晦暗，或如烟熏，脘腹痞胀，纳谷减少，大便不实，神疲畏寒，口淡不渴，舌淡苔腻，脉濡缓或沉迟。

治法：温化寒湿，健脾和胃。

新安方剂：茵陈术附汤。

程钟龄《医学心悟·黄疸》中推荐"阴黄之症，身冷，脉沉细，乃太阴经中寒湿，身如熏黄，不若阳黄之明如橘子色也……小便自利，茵陈术附汤主之"（茵陈、白术、附子、干姜、炙甘草、肉桂）。方中附子、白术、干姜，炙甘草、肉桂温中健脾化湿；茵陈利湿退黄。

思考题

1.新安医家对黄疸的病因病机及治疗原则有何认识？
2.试述新安医家对黄疸病的辨证论治经验。

第三节　积　聚

积聚是指腹内结块，或胀或痛的病证。积属有形，结块固定不移，痛有定处，病在血分，是为脏病；聚属无形，包块聚散无常，痛无定处，病在气分，是为腑病。因积与聚关系密切，故两者往往一并论述。积聚在历代医籍中又称"癥瘕""痃癖""肠覃""伏梁""肥气""痞气""息贲"及"奔豚"等。《医宗金鉴·积聚总括》有载"五积者，肥气，伏梁，痞气，息贲，奔豚也。"

一、病因病机认识

新安医家认为，积聚的发生，多因情志失调、饮食所伤、寒邪内犯，及它病之后，肝脾受损，脏腑失和，气机阻滞，瘀血内结而成。

《医宗金鉴·卷四十一》指出："积聚、癥瘕、肠覃、石瘕、痃癖之疾，皆得之于喜怒不节则伤脏，饮食过饱则伤腑，肠胃填满，汁液外溢，为外寒所袭，与内气血、食物凝结相成也。"说明情绪不畅与饮食不节是引起积聚等疾患的机理。《古今医统大全·积聚门》指出："寒温失节，饮食不消，聚结于内，染渐生长，块段盘牢不移动者是也……血不流而滞，故内结而为瘕也。"提出外感寒热亦是癥瘕形成之因。

二、病证鉴别诊断

1.癥积与瘕聚不同　癥积可扪及腹部质硬包块，伴腹部刺痛或胀痛，瘕聚者，腹部有气聚胀满之象，腹中攻窜胀痛、时作时止，但一般扪不到包块。癥就是积，癥积指腹内结块有形可征，固定不移，痛有定处，病属血分，多为脏病，形成的时间较长，病情一般较重；瘕即是聚，瘕聚是指腹内结块聚散无常，痛无定处，病在气分，多为腑病，病史较短，病情一般较轻。明代徐春甫《古今医统大全·积聚门》即有叙述："积者，阴气也，其始发有常处，其痛不离其部，上下有所始终。聚者，阳气也，其始发无根本，上下无所留止，其痛无常处。癥者，腹中坚硬，按之应手，一定不移，言其形状可征验也……瘕者，假也，谓虚假可动也，病虽结瘕而可推移者也……积与癥也，乃坚硬；聚与瘕也，移散而动。"《医学心悟·积聚》认为："积者，推之不移，成于五脏，多属血病；聚者，推之则移，成于六腑，多属气病。"

2.痃与癖不同　痃是指腹内近脐两旁的条索状筋脉隆起，如弦之状，大小不一，或痛或不痛；癖是指两胁之间的积块，平时寻摸不见，痛时方触之有物。明代徐春甫《古今医统大全·积聚门》指出："痃，边旁也……此亦气血凝于肌肉之间而成痃也，状类痞块之形而尤见着者也。癖者，僻也，饮食之凝滞于一隅而成内癖，内伤脾胃，外无形迹，其人面黄肌瘦、四肢困乏而精神憔悴是也。痃与痞也，坚硬在皮；癖之为候，病在五内，而不可以形状求也。"

三、治疗原则发挥

1.按初中末之三法治疗　积聚分初中末三期，初期先消后和，中期补泻相兼，末期攻邪为主，辅以培中。程钟龄《医学心悟·积聚》认为："治积聚者，当按初、中、末之三法焉。邪气初客，积聚未坚，宜直消之，而后和之。若积聚日久，邪盛正虚，法从中治，须以补泻相兼为用。若块消及半，便从末治，即住攻击之药，但和中养胃，导达经脉，俾荣卫流通，而块自消矣。更有虚人患积者，必先补其虚，理其脾，增其饮食，然后用药攻其积，斯为善治，此先补后攻之法也。"

2.攻邪补正有先后之序　根据正邪盛衰需注意攻邪、补正之次序。徐春甫《古今医统大全·积聚门》指出："凡正气实而积固不能为殃，正如小人潜以伺其君子之隙，而遂乘以侮之，惟积亦然。但正气稍虚，积必为害，所以不可不攻也。既攻之后，尤当扶养正气，而不致扰乱之虞。正气不足，必先养正以自固；正既固，然后由渐而攻邪，积自渐削而不能留也，故曰攻补有序。"

3.攻积必分新久　新积宜峻攻，久积需缓逐。徐春甫《古今医统大全·积聚门》指出："积在脏中，多留于脂膜曲折之处、区臼之中，如陈在河亦不中流，而在汀湾回迫之地，遇江河之隘，一漂而去。积之在脏，理亦如之。故予先用丸药驱逐新受之食，使无梗塞；其积已离而未下，次以末药满胃而下横江之筏，一壅而尽。设未尽者，以药调之。坚积既久，不可遽以此法，宜以渐而攻之。或三五日一攻，或一月数攻，后渐以磨积之药调之，无伤正气，此万全也。"

4.治积要法　孙一奎《赤水玄珠·积聚门》指出："大抵治积，或以所恶者攻之，或以所喜者诱之，则易愈。如硇砂、水银治肉积；神曲、麦芽治酒积；水蛭、虻虫治血积；木香、槟榔治气积；甘遂、牵牛治水积；雄黄、腻粉治涎积；巴豆、礞石治食积，各从其类也。……须要认得分明脏腑经络是何积聚，兼见何证，然后增加佐使之药；……治积当察其所痛，以知其病有余不足，可补可泻，无逆天时。详脏腑之高下，如寒者热之，结者散之，客者除之，留者行之，坚者削之，强者夺之，咸以软之，苦以泻之，全真气药补之，随其所积而行之。节饮食，慎起居，和其中外，可使必已。"可见，治积之要在于辨证，随证补泻。

四、临床证治经验举例

（一）聚证

1.肝气郁结证

症状：腹中结块柔软，时聚时散，攻窜腹胀，脘胁胀闷不适，苔薄，脉弦等。

治法：疏肝解郁，理气消聚。

新安方剂：御院助气丸。

徐春甫《古今医统大全·积聚门》治一切气郁不舒，郁聚成积，胸膈痞闷等症，推荐用"御院助气丸"（青皮、陈皮、槟榔、枳壳、木香、三棱、莪术、白术）。方中青皮、陈皮、槟榔、枳壳、木香疏肝解郁，行气散结；三棱、莪术活血化瘀；白术补中健脾。

2.食滞痰阻证

症状：腹胀或痛，腹部时有条索状物聚起按之胀痛更甚，便秘，纳呆，舌苔腻，脉弦滑等。

治法：消食导滞，和胃化痰。

新安方剂：保和丸。

《医学原理·积聚门》推荐"治一切湿热食积郁于肠胃"可选用保和丸（山楂、神曲、连翘、陈皮、茯苓、半夏、莱菔子）为主方。方中山楂、神曲消食导滞；莱菔子不仅消食，且能化痰下气，宽胸畅膈；半夏、陈皮、茯苓化湿和胃；连翘清热散结，共奏消积和胃之功。

（二）积证

1.气滞血阻证

症状：腹部积块质软不坚，固定不移，胀痛不适，舌苔薄，脉弦。

治法：理气活血，软坚散结。

新安方剂：没药散。

孙一奎《赤水玄珠·积聚门》推荐"治一切血气，脐腹作痛，产后恶露，儿枕痛"选用没药散（血竭、没药、肉桂、当归、蒲黄、红花、木香、玄胡索、赤芍）。方中血竭、没药、当归、蒲黄、红花、赤芍活血散瘀消积；肉桂温经通络；木香、延胡索疏肝解郁，理气止痛。

2.瘀血内结证

症状：腹部积块明显，质地较硬，固定不移，隐痛或刺痛，形体消瘦，纳谷减少，面色晦暗黧黑，面颈胸臂或有血痣赤缕，女子可见月事不下，舌质紫或有瘀斑瘀点，脉细涩等。

治法：活血化瘀，软坚散积。

新安方剂：鳖甲桃仁煎丸。

孙一奎《赤水玄珠·积聚门》推荐"治诸积"选用鳖甲桃仁煎丸（桃仁、三棱、木香、槟榔、青皮、鳖甲）。方中桃仁、三棱、鳖甲活血化瘀，软坚散结；木香、槟榔、青皮行气止痛。

> **思考题**
>
> 1.新安医家对积聚病的鉴别诊断有何经验？
> 2.新安医家对积聚病的治疗原则有何认识？

第四节 鼓 胀

鼓胀是指腹部胀大如鼓的一类病证，临床以腹大胀满，绷急如鼓，皮色苍黄，脉络显露为特征。新安医家将鼓胀分别称为水蛊、蛊胀、蜘蛛蛊、单腹胀等。孙文胤在《丹台玉案·鼓胀门》中述："鼓胀又名单腹胀，以其中虚外坚，有似于鼓也。"

一、病因病机认识

新安医家认为，酒食不节、情志刺激、虫毒感染以及黄疸、积聚失治等致肝、脾、肾三脏失调，气、血、水停聚腹中是鼓胀的主要病因和病机。

《古今医统大全·胀满门》中指出："凡有七情思虑伤脾，及房劳过伤、饮食失节，则脾土之阴受亏，而转输之官失职，致使心肺之阳不降、肾肝之阴不升，而成天地不交之痞。清浊相淆，而成壅塞；湿气不流，郁而为热；湿热积留，因成胀满。"罗周彦在《医宗粹言·第六卷·鼓胀》中说："盖此症多是气郁、劳役、酒色过度，以致阴血内乏，邪火妄动，故金有制而木得乘。木得乘而脾受伤，肺脾二经一虚，侧正气失升降之疸，饮食失运化之体。"

二、病证鉴别诊断

1.强调鼓胀与水肿疾病间的鉴别诊断　鼓胀胀在腹中，水肿肿在四肢，两者部位不同，病机亦有差异。《古今医统大全·胀满门》指出："胀满只是腹胀中满，虽主于脾，有湿热寒暑气血之殊异，而非四肢肿胀，为水溢经络皮肤之下，治以消水。"

2.注意寒、热、虚、实等证候辨别　程钟龄在《医学心悟·鼓胀》中指出："然胀满有寒、热、虚、实、浅、深部位之不同，若不细辨，何由取效。假如溺赤，便闭，脉数有力，色紫黑，气粗厉，口渴饮冷，唇焦，舌燥，多属于热。假如溺清，便溏，脉细无力，色㿠白，气短促，喜饮热汤，舌润，口和，多属于寒。又如腹胀，按之不痛，或时胀时减者，为虚；按之愈痛，腹胀不减者，为实。凡胀满，饮食如常者，其病浅；饮食减少者，其病深。"

三、治疗原则发挥

1.注意祛邪与扶正药物的配合应用　《赤水玄珠·臌胀》中述："俗知谓之臌胀，不察其致之者有由也。……历考三书，可见小便之不利，由下焦元气虚寒，以致湿气壅遏于肤里膜外之间，不得发越，势必肿满。是肿满之疾，起于下元虚寒也。若非温补下元，则小便何能独利？……故治胀满者，先宜温补下元，使火气盛而湿气蒸发，胃中温暖，谷食易化，则满可宽矣。"《古今医统大全·胀满门》指出："经曰'下之则胀已'，此因湿热饮食有余、脾胃充实者言也。如仲景治伤寒邪入三阴经及入于里，而成内实腹满坚实、大便秘而不利者，宜以三承气汤下之可也。"

2.强调寒热虚实气血虫食等证治疗的不同　徐春甫在《古今医统大全·胀满门》指出："若因内伤饮食浓味，大实大满，气滞，脉洪大实者，宜下之。若因过服下药泻利后所致，或脾胃素弱，不能运化者，皆宜补益助脾行湿。盖此时正气已衰矣，况积而胀乎？故云平治之。又如血蓄血瘀而致者，当以血药治之。寒者热之，热者清之，结者散之，清浊混淆者分消之。或升降其气，或消导其邪，皆宜适事为故可也。"吴崑在《医方考·鼓胀门》也指出"鼓胀是虚中之实，宜分气、血、虫、食而治之……实者可攻，虚者渐磨可也。例之相道焉，国内空虚，则宜惠养元气，恶能黩武？今考名方七首，示大法耳。或较形气、病气而攻补兼施，此在人之妙用，初不必泥也。"这七首方剂即大安丸、导气丸、大黄蟅虫丸、鸡矢醴散、香枣丸、大戟枣子和六君子汤。

四、临床证治经验举例

1.气滞湿阻证

症状：腹胀按之不坚，胁下胀满或疼痛，饮食减少，食后胀甚，得嗳气、矢气稍减，小便短少，舌苔薄白腻，脉弦。

治法：理气除湿消满。

新安方剂：拔萃木香顺气汤。

徐春甫《古今医统大全·胀满门》推荐"治浊气在上，则生𪲶胀"用拔萃木香顺气汤（木香、草豆蔻、苍术、厚朴、当归、青皮、益智仁、茯苓、陈皮、泽泻、干姜、吴茱萸、半夏、升麻、柴胡）。方中"以柴胡升麻之苦平，行少阳阳明二经，发散清气，营运阳分为君；以干姜、半夏、草豆蔻、益智仁辛甘大热，消散中寒为臣；以厚朴、木香、苍术、青皮苦辛大温，通顺滞气；以当归、陈皮之辛甘温，调和荣卫，滋养中气。浊气不降，以苦泄之，吴茱萸之苦热泄之者也。气之薄者为阳中之阴。茯苓甘平，泽泻咸平气薄，引导浊阴之气自天而下，故以为佐。气味相合，散之泄之，上之下之，使清浊之气各安其位也。"

2.水湿困脾证

症状：腹大胀满，按之如囊裹水，甚则颜面微浮，下肢浮肿，脘腹痞胀，得热则舒，精神困倦，怯寒懒动，小便少，大便溏，舌苔白腻，脉缓。

治法：温阳化湿利水。

新安方剂：实脾饮。

吴谦《医宗金鉴·肿胀总括》推荐"阴水属寒虚者，脾虚不食便软"用实脾饮（白术、苍术、附子、干姜、厚朴、木香、草果、陈皮、茯苓、泽泻）。方中白术、苍术、附子、干姜振奋脾阳，温化水湿；厚朴、木香、草果、陈皮行气健脾除湿；茯苓、泽泻利水渗湿。

3.湿热蕴结证

症状：腹大坚满，脘腹胀急，烦热口苦，渴不欲饮，或有面、目、皮肤发黄，小便赤涩，大便秘结或溏垢，舌边尖红，苔黄腻，脉象弦数。

治法：清热利湿逐。

新安方剂：中满分消丸。

孙一奎《赤水玄珠·臌胀》中推荐"治中满臌胀，气胀，大热胀，水胀"用中满分消丸（人参、白术、姜黄、黄芩、黄连、半夏、枳实、甘草、猪苓、茯苓、砂仁、生姜、厚朴、知母、泽泻、橘红）。方中黄芩、黄连、知母苦寒以清热利湿；茯苓、猪苓、泽泻利水渗湿；半夏、生姜辛开散结；枳实、厚朴消除胀满；姜黄活血行气；砂仁温脾开胃化湿；橘红理气宽中燥湿；人参、白术、甘草培补中气。

4.肝脾血瘀证

症状：脘腹坚满，青筋显露，胁下癥结痛如针刺，面色晦暗黧黑，或见赤丝血缕，面、颈、胸、臂出现血痣，口干不欲饮水，或见大便色黑，舌质紫黯或有紫斑，脉细涩。

治法：活血化瘀利水。

新安方剂：大黄䗪虫丸。

吴崑《医方考·鼓胀门》中推荐治"腹胀有形块，按之而痛不移，口不恶食，小便自利，大便黄色，面黄肌错者，血证谛也。"用大黄䗪虫丸（大黄、黄芩、甘草、干漆、桃仁、芍药、杏仁、虻虫、蛴螬、水蛭、地黄）。方中"大黄，攻下之品也，引以干漆、虻虫、蛴螬、水蛭、桃仁之辈，则入血而攻血。芍药、地黄生新血于去瘀之际。杏仁、甘草致新气于逐败之余。而黄芩之苦，又所以浓肠坚胃，而不为攻下所伤耳。"

5.脾肾阳虚证

症状：腹大胀满，形似蛙腹，朝宽暮急，面色苍黄，或呈㿠白，脘闷纳呆，神倦怯寒，肢冷浮肿，小便短少不利，舌体胖，质紫，苔淡白，脉沉细无力。

治法：健脾温肾利水。

新安方剂：茅术熟地方。

叶天士《临证指南医案·肿胀》中推荐治"脉微而迟。色衰萎黄……久利久泄……浮肿渐起自下"用茅术熟地方（茅术、熟地黄、熟附子、淡干姜、茯苓、车前子）。方中以茅术、茯苓健脾燥湿，熟地黄、车前子滋肾利水，熟附子、淡干姜温通脾肾。

思考题

1.新安医家对鼓胀的治疗原则有何发挥？

2.举例说明新安医家对鼓胀的论治经验。

第五节　头　痛

头痛是临床常见的自觉症状，可单独出现，亦见于多种疾病的过程中。多部医籍都指出外感和内伤是导致头痛发生的主要病因，且六经病变皆可导致头痛。汪蕴谷《杂症会心录·头痛》指出："夫经言外感有头痛，内伤亦有头痛，岂容混治，而无所区别。第外感头痛，有痛在阳经，有痛在阴经。如太阳、阳明、少阳，头痛属阳经。厥阴头痛属阴经……内伤头痛，有痛在阴虚，有痛在阳虚。"

一、病因病机认识

新安医家认为，头痛的病因分为外感和内伤两类。外感多因风寒暑湿火热等六淫邪气侵袭，内伤多与气血亏虚、肾气虚衰、痰火、肝风等有关。

《丹台玉案·头痛门》指出："头居上体，为风之所先及。然以其会乎诸阳，而不畏寒，故人多忽之，而不知所避。风邪一入头即痛焉。"指出风邪在头痛病中至关重要的作用。孙一奎在《赤水玄珠·头痛门》述："头为诸阳之首，至清至高之处也。苟外无风寒雾露之触，内无痰火湿热之熏，必无痛也。既有内外之因，当循内外之治。"《古今医统大全·头痛门》指出："头痛自内而致者，气血痰饮，五脏气郁之病，东垣论气虚血虚、痰厥头痛之类是也。自外而致者，风寒暑湿之病，仲景伤寒、东垣六经之类是也。"均强调内外不同病因所致头痛，需分而论之。

二、病证鉴别诊断

1.外感头痛和内伤头痛　外感头痛与内伤头痛在痛势上加以区分。清代程杏轩《医述·头痛》述："外感头痛，如破如裂，无有休歇；内伤头痛，其势稍缓，时作时止。"

2.头痛和真头痛　真头痛为头痛的一种特殊重症，起病急骤，病情危重，预后凶险，若抢救不及时，可迅速死亡，临床应注意鉴别。如徐春甫《古今医统大全·头痛门》指出："有真头痛者，甚则脑尽痛，手足寒至节者，旦发夕死，夕发旦死。"

三、治疗原则发挥

1.治头痛须分内外　头痛首分外感、内伤。徐春甫《古今医统大全·头痛门》指出："风、寒、暑、湿、火、热皆外邪，气、血、痰、饮，五脏之证，皆内邪，宜随其气血、痰饮、七情、内火，分虚实寒热，而调其内，治其外也。然气血虚而用补，宜用东垣之法，若《三因》等方，用附子以治气虚，此则从阳虚立意，非人身平和之血气也。若夫年久偏正头风者，多因内挟痰涎，风火郁遏经络，气血壅滞之证，然亦有血虚者，须宜分别以治之。"

2.分经用药治头痛法　头痛根据发作部位不同，归属于不同经络，遣方用药也有相应区别。徐春甫《古今医统大全·头痛门》提出："太阳头痛恶风寒，川芎为引导。阳明头痛，自汗发热恶寒，白芷。少阳头痛，往来寒热而脉浮弦者，柴胡。太阴头痛，体重痰实及腹痛，半夏。少阴头痛，三阴三阳经不流行，而足寒逆，为厥头痛，细辛。厥阴头痛，项痛，脉微浮缓，欲入太阳，其疾痊，然亦当用川芎。气虚头痛，用黄芪。血虚头痛，用当归。气血俱虚头痛，黄芪、当归。伤寒太阳头痛，麻黄汤、桂枝汤。阳明头痛，白虎汤。少阳头痛，小柴胡汤。少阳头痛，大便多秘，或可下之。太阴头痛，脉浮桂枝汤，脉沉理中汤。少阴头痛，脉浮微，麻黄附子细辛汤。厥阴头痛，外伤本经，桂枝麻黄各半汤；呕而微吐清水，吴茱萸汤。"

四、临床证治经验举例

（一）外感头痛

1.风寒头痛证

症状：头痛连及项背，常有拘急收紧感，或伴恶风畏寒，遇风尤剧，口不渴，苔薄白，脉浮紧。

治法：疏散风寒。

新安方剂：川芎茶调散。

徐春甫《古今医统大全·头痛门》推荐"治诸风上攻，偏正头痛，鼻塞声重"选用川芎茶调散（薄荷、荆芥、川芎、羌活、白芷、甘草、细辛、防风）。方中川芎、羌活、白芷疏风止痛，其中川芎长于止痛，善治少阳、厥阴经头痛，羌活善治太阳经头痛，白芷善治阳明经头痛；细辛散寒止痛，并长于治少阴经头痛；薄荷能清利头目，疏风散热；荆芥、防风辛散上行，疏散上部风邪；甘草调和诸药，用时以清茶调下，取茶叶的苦寒性味，既可上清头目，又能制约风药的过于温燥与升散，使升中有降。

2.风热头痛证

症状：头痛而胀，甚则头胀如裂，发热或恶风，面红耳赤，口渴喜饮，大便不畅，或便秘，舌尖红，苔薄黄，脉浮数。

治法：疏散风热。

新安方剂：清空膏。

吴崑《医方考·头病门第五十五》推荐用清空膏（羌活、防风、黄连、黄芩、川芎、柴胡、炙甘草）。"风热头痛者，此方主之。风者，天之阳气也。人身六阳之气，皆聚于头，复感于风，是重阳而实矣，故令热痛。"方中羌活、防风、川芎、柴胡、炙甘草辛甘发散，祛风止痛；黄连、黄芩清热泻火。

（二）内伤头痛

1.肝阳头痛证

症状：头昏胀痛，两侧为重，心烦易怒，夜寐不宁，口苦面红，或兼胁痛，舌红苔黄，脉弦数。

治法：平肝潜阳。

新安方剂：地黄汤。

程杏轩《程杏轩医案》治疗肝风头痛用地黄汤（熟地黄、山药、山萸肉、茯苓、丹皮、泽泻）加菊花、钩藤、白芍、甘草。方中熟地黄、山药、山萸肉滋阴益肾；钩藤、菊花平肝熄风，清利头目；白芍、甘草补血养肝，缓急止痛；茯苓健脾渗湿；丹皮清泻肝火；泽泻泄热降浊。

2.血虚头痛证

症状：头痛隐隐，时时昏晕，心悸失眠，面色少华，神疲乏力，遇劳加重，舌质淡，苔薄白，脉细弱。

治法：滋阴养血。

新安方剂：八珍汤。

吴崑《医方考·头病门第五十五》推荐用八珍汤（人参、白术、茯苓、炙甘草、当归、川芎、芍药、地黄）。方中人参、白术、茯苓、炙甘草，甘温之品也，所以补气。当归、川芎、芍药、地黄，质润之品也，所以补血。气旺则百骸资之以生，血旺则百骸资之以养。

3.痰浊头痛证

症状：头痛昏蒙，胸脘满闷，纳呆呕恶，舌苔白腻，脉滑或弦滑。

治法：化痰降逆。

新安方剂：半夏白术天麻汤。

吴崑《医方考·头病门第五十五》推荐半夏白术天麻汤（半夏、陈皮、麦芽、人参、白术、黄芪、苍术、天麻、茯苓、神曲、泽泻、黄柏、干姜）。方中半夏燥湿化痰；天麻平肝熄风；脾为生痰之源，人参、黄芪甘温，补中健脾；苍术、白术苦甘，祛湿健脾；泽泻、茯苓利湿淫之阻；神曲、麦芽消水谷之滞；陈皮理气消痰，气顺而痰消；黄柏苦辛，能泻火去燥；干姜辛热，可开胃调中。

4.肾虚头痛证

症状：头痛且空，眩晕耳鸣，腰膝酸软，神疲乏力，滑精带下，舌红少苔，脉细无力。

治法：补肾填精。

新安方剂：六味归芍汤。

汪蕴谷《杂症会心录·头痛》推荐"斯时真知其亏在阴也，则用六味归芍汤（熟地黄、当归、山药、茯苓、白芍、丹皮、泽泻、山萸肉），加人参童便之属，壮水之主，以镇阳光。"方中熟地黄、山药、山萸肉滋阴益肾；当归、白芍补血养肝；茯苓健脾渗湿；丹皮清泻肝火；泽泻泄热降浊。

思考题

1.新安医家对头痛的鉴别诊断有何认识？
2.新安医家对头痛论治有何经验？

第六节 眩 晕

眩是指眼花或眼前发黑，晕是指头晕或感觉自身或外界景物旋转。二者常同时并见，故统称为"眩晕"。轻者闭目即止；重者如坐车船，旋转不定，不能站立，或伴有恶心、呕吐、汗出，甚则昏倒等症状。《医学心悟·眩晕》曰："眩，谓眼黑；晕者，头旋也。古称头旋眼花是也。"

一、病因病机认识

新安医家认为，眩晕的发生有内因和外因之分。外感六淫、内伤七情、疲劳过度、金疮、吐衄、便利，及妇人崩伤、产后失血过多，均能导致眩晕。但其基本病理变化，不外虚实两端。虚者为髓海不足，或气血亏虚，清窍失养；实者为风、火、痰、瘀扰乱清空。

《古今医统大全·眩运门》认为："诸风掉眩，皆属肝木，风主动故也。……眩运之证，虽六属于肝风上攻所致，然体虚之人，外感六淫，内伤七情，皆能眩运，当以脉证别之。"指出风邪为眩晕主因，然眩晕不独风而已。《医述·杂症汇参》中指出，"肥白人湿痰滞于上，阴火起于下，痰挟虚火，上冲头目，邪正相煽，故忽然眼黑生花，所谓无痰不作眩也。黑瘦人肾水虚少，肝枯木动，复挟相火上踞高巅而作眩晕，所谓风胜则地动，火得风而焰旋也。"指出痰、风挟火均能引起眩晕。

二、病证鉴别诊断

1.头眩与头痛 头痛以头部疼痛为特征，多因脉络绌急，清窍不利引起，以实证为主；头眩以目眩和头晕为主要表现，即眼前发黑、视物模糊、自身或外界景物摇晃、旋转等症状，以虚证为主。两者可合而兼病。程杏轩《医述·杂症汇参》曰："头痛之病，上实证也；头眩之病，上虚证也。"

2.眩晕与中风　中风者昏仆不省人事，伴有口舌歪斜，半身不遂，言语謇涩等症，或仅以口僻不遂为特征。眩晕仅表现为头晕、目眩，不伴有神昏和半身不遂等症。值得注意的是，部分中风患者以眩晕为初始症状，应观察病情变化，与单纯眩晕进行鉴别。程杏轩《医述·杂症汇参》曰："夫眩晕之证，或为头重眼黑，或为脑髓旋转，不可以动……但忽晕忽止者，人皆谓之头晕眼花；卒倒而不醒者，人必谓之中风中痰，不知忽止者，以其气血未败，故旋见而旋止，即小中风也；卒倒而甚者，以其根本既亏，故遂病而难复，即大眩晕也。"

三、治疗原则发挥

1.头风痰饮眩晕宜用子和吐法　眩晕病久，痰浊蕴结于上焦，可涌吐去除实邪后，再予施展。徐春甫《古今医统大全·眩运门》指出"张子和云：夫头风眩运，手足麻痹，胃脘痛，皆风、寒、湿三气杂至，合而为痹也。在上谓之停饮，可用独圣散吐之，吐讫，后服清上辛凉之药。凡眩运多年不已，胸膈痰涎壅塞，气血颇实，吐之甚效。"

2.镇坠药治眩晕须识标本　徐春甫《古今医统大全·眩运门》曰："世有所谓气不归元，而用丹药镇坠，沉香降气之法，香燥散气，其不归之气，岂能因此而复耶？凡用镇坠，所谓急则治其标也。若谓使气归元，必无是理。既曰归元，岂肯复作？凡镇坠少止又复作眩者，此气未归元，而未治其本也。要气归元，必求其本，缓而图之。"指出应用香燥镇坠之品，非治病求本之法。

3.注意阴阳虚实的不同　汪蕴谷《杂症会心录·眩晕》指出眩晕有虚晕、火晕、痰晕的不同。虚晕分阴虚和阳虚，火晕分实火和虚火，痰晕分实痰和虚痰，临床应注意审脉辨症，细心体会。"治阴虚者，用六味归芍汤，加人参之类，壮水之主，以生精血。治阳亏者，用八味养血汤，加人参之类，益火之源，以生元气。所谓滋苗者，必灌其根也……治虚火者，宜六味汤、逍遥散之属，滋阴以制火，舒肝以养脾。治实火者，宜三黄汤、竹叶石膏汤之属，清降以抑火，辛凉以泻热。所谓虚火可补，实火可泻也……治虚痰者，宜六味、八味、归脾之属，补脾肾之原，治痰之本。治实痰者，宜二陈汤加芩、连，滚痰丸之属，逐肠胃之热，治痰之标。所谓实实虚虚，补不足而损有余也。"

四、临床证治经验举例

1.肝阳上亢证
症状：眩晕，耳鸣，头目胀痛，口苦，失眠多梦，遇烦劳郁怒而加重，甚则仆倒，颜面潮红，急躁易怒，肢麻震颤，舌红苔黄，脉弦或数。
治法：平肝潜阳。
新安方剂：加味逍遥散。
程钟龄《医学心悟》推荐"治肝木生风，眩晕振摇"用加味逍遥散（柴胡、甘草、茯苓、白术、当归、白芍、丹皮、山栀、薄荷）。方中柴胡疏肝解郁；当归、白芍养血柔肝；

白术、茯苓健脾去湿；甘草益气补中，缓肝之急；薄荷，助柴胡散肝郁而生之热；丹皮、山栀清风熄火。

2.气血亏虚证

症状：眩晕动则加剧，劳累即发，面色㿠白，神疲乏力，倦怠懒言，唇甲不华，发色不泽，心悸少寐，纳少腹胀，舌淡苔白薄，脉细弱。

治法：补气养血。

新安方剂：和荣汤。

孙文胤《丹台玉案·头眩门》中推荐"治气血两虚头眩"用和荣汤（人参、当归、白术、生地黄、天门冬、麦门冬、五味子）。方中人参、白术益气健脾；当归、生地黄养血生血；天门冬、麦门冬、五味子养阴生津。

3.肾精不足证

症状：眩晕日久不愈，精神萎靡，腰酸膝软，少寐多梦，健忘，两目干涩，视力减退；或遗精滑泄，耳鸣齿摇；或颧红咽干，五心烦热，舌红少苔，脉细数；或面色㿠白，形寒肢冷，舌淡嫩，苔白，脉弱迟甚。

治法：补益肾精。

新安方剂：六味归芍汤。

汪蕴谷《杂症会心录·眩晕》推荐"治阴虚者，用六味归芍汤（熟地黄、当归、山药、茯苓、白芍、丹皮、泽泻、山萸肉），加人参之类，壮水之主，以生精血。"方中熟地黄、山药、山萸肉滋阴益肾；当归、白芍补血养肝；茯苓健脾渗湿；丹皮清泻肝火；泽泻泻肾降浊。

4.痰湿中阻证

症状：眩晕，头昏蒙重，或伴视物旋转，胸闷恶心，呕吐痰涎，食少多寐，舌苔白腻，脉濡滑。

治法：燥湿化痰。

新安方剂：半夏白术天麻汤。

程钟龄《医学心悟·眩晕》推荐治"湿痰壅遏者"用半夏白术天麻汤主之（半夏、陈皮、白术、天麻、薏苡仁、茯苓）。方中半夏、陈皮健脾燥湿化痰；白术、薏苡仁、茯苓健脾化湿；天麻化痰熄风，止头眩。

思考题

1.新安医家对眩晕的病因病机有何认识？

2.试述新安医家对眩晕的辨证论治经验。

第七节　中　风

中风病以发病突然，昏倒不省人事，口眼歪斜，半身不遂，或仅有口歪，半身不遂，或语言不利为临床特征。轻者中经络，重者中脏中腑。中脏又有闭脱之分，闭证邪势盛，多见痰火内闭；脱证正气虚，可致阴竭阳亡。程国彭《医学心悟·中风门》中有描述"中风者，真中风也，有中腑、中脏、中血脉之殊。中腑者，中在表也……中脏者，中在里也。如不语，中心；唇缓，中脾；鼻塞，中肺；目瞀，中肝；耳聋，中肾。此乃风邪直入于里，而有闭与脱之分焉。"明确指出中风的分类，中脏者，又可分为中肝、心、脾、肺、肾，中风闭证及脱证。新安医家对中风的病因、病机、证候鉴别、辨证论治、用药经验等都有所发挥。

一、病因病机认识

新安医家认为，中风的形成，有原始病因和诱发因素。原始病因以情志不调，久病体虚，饮食不节，素体阳亢为主。诱发因素主要为烦劳、恼怒、醉饱无常、气候变化等。病理因素归纳起来不外虚、火、风、痰、气、血等。

如孙一奎《赤水玄珠·风门》中指出："由人元气素虚，腠理疏豁，卫弱失护，一遇风邪，莫之能御……治半身不遂，口眼㖞斜，头目眩晕，痰火炽盛，筋骨时疼。此乃原于血虚血热，夹痰夹火。经络肌表之间，先已有其病根，后因感冒风寒，或过嗜醇酒膏粱，而助痰火，或恼怒而逆肝气，遂有此半身不遂之证。"由此可见因正气亏虚、过食醇酒膏粱等助痰生火，而发中风。

二、病证鉴别诊断

1.辨中经络、中脏腑　如徐春甫《古今医统大全·中风门》述"有中脏、中腑之分……其中腑者，而显五色，有表证而脉浮、恶风、恶寒、拘急不仁，或中之后、身之前、身之侧，皆曰中腑也，其治多易。中脏者，唇吻不收，舌不转而失音，鼻不闻香臭，耳聋而眼瞀，大小便闭结，或眼合直视、摇头口开、手撒遗尿、痰如拽锯、鼻鼾，皆曰中脏也。"由此可见中经络者虽有半身不遂、口眼歪斜、语言不利，但意识清楚；中脏腑则昏不知人，或神志昏糊、迷蒙，伴见肢体不用。

2.中脏腑辨闭证与脱证　中脏腑有闭证和脱证的区别。闭证邪闭于内，症见牙口不开，两手紧握，肢体强痉，多属实证；脱证阳脱于外，症见目合口张，手撒遗尿，肢体松懈瘫软，呈五脏之气衰弱欲绝的表现，多属虚证。正如清代程国彭《医学心悟·论中风》所述："风邪直入于里，而有闭与脱之分焉。闭者，牙关紧急，两手握固。""脱者，口张、心绝，眼合、肝绝，手撒、脾绝，声如鼾、肺绝，遗尿、肾绝。更有发直、摇头、上撺、面赤如妆、汗出如珠，皆为脱绝之证。"

三、治疗原则发挥

1.中经络以平肝熄风，化痰祛瘀通络为主　正如《孙文垣医案·卷四》中记载："中痰后而右手不能伸动，采用化痰通络法。"《医述·杂证汇参》中记载："肝为风木之脏，因精血衰耗，水不涵木，木少滋荣，故肝阳偏亢，内风时起。治以滋液熄风，濡养营络，补阴潜阳，如虎潜、固本、复脉之类。"故中经络多以平肝熄风，化痰祛瘀通络为主。

2.中脏腑闭证，治当熄风清火，豁痰开窍，通腑泄热；脱证急宜救阴回阳固脱；对

内闭外脱之证，则须醒神开窍与扶正固脱兼用 正如叶天士《临证指南医案·中风》说"若肢体拘挛，半身不遂，口眼邪，舌强言謇，二便不爽，此本体先虚，风阳夹痰火壅塞，以致营卫脉络失和，治法急则先用开关，继则益气养血，佐以消痰清火，宣通经隧之药，气充血盈，脉络通利，则病可痊愈。"明确指出中脏腑闭证当先用开关之剂，继则益气养血，佐以消痰清火。对于中脏腑脱证，急宜回阳固脱之剂。如汪蕴谷《杂症会心录·中风》中记载"治法五绝症见，宜用参附汤、参术汤、大补元煎之类，以救垂绝之危险。"

3.**中风恢复期及后遗症口眼㖞斜的治法** 正如孙一奎《赤水玄珠·风门》述"论中风偏枯麻木等证，以血虚、瘀血、痰饮为言，是论其致病之源。至其得病，则必有所感触，或因风，或因寒，或因湿，或因酒，或因七情，或劳役、房劳、汗出，因感风寒湿气，遂成此病。此血病、痰病为本，而外邪为标……然治者当以养血除风，顺气化痰为主。"

四、临床证治经验举例

（一）中经络

1.风痰入络证

症状：突然发生口眼㖞斜，语言不利，口角流涎，舌强语謇，甚则半身不遂，或兼见手足拘挛，关节酸痛等症，舌苔薄白，脉浮数。

治法：化痰通络。

新安方剂：自拟化痰方。

孙一奎《孙文垣医案·新都治验》治疗风痰入络证用自拟化痰方（胆南星、陈皮、茯苓、石菖蒲、天麻、僵蚕）。方中胆南星、陈皮、茯苓、石菖蒲祛风化痰；天麻、僵蚕熄风通络。

2.阴虚风动证

症状：突然发生口眼歪斜，言语不利，或半身不遂，舌质红，苔腻，脉弦细数。

治法：滋阴养血平肝熄风。

新安方剂：大秦艽汤。

程国彭《医学心悟·论中风》治"风中经络，口眼歪斜，半身不遂，或语言謇涩，血弱不能养于筋"用大秦艽汤（秦艽、炙甘草、川芎、当归、白芍、地黄、熟地黄、茯苓、羌活、独活、白术、防风、白芷、黄芩、细辛）。方中秦艽祛风而通行经络；羌活、防风散太阳之风；白芷散阳明之风；细辛、独活搜少阴之风；风药多燥，配白芍敛阴养血；复用白术、茯苓健脾益气；而黄芩、地黄凉血清热，是为风夹热邪而设；川芎行气祛风；熟地黄、当归养阴补血；甘草调和诸药。

（二）中脏腑

1.闭证

（1）痰热腑实证

症状：突然半身不遂，口舌歪斜，舌强语謇，神识欠清，痰多而黏，伴腹胀，便秘，舌质暗红，或有瘀点瘀斑，苔黄腻，脉弦滑或弦涩。

治法：化痰通腑。

新安方剂：搐鼻散和牛黄丸。

程钟龄《医学心悟·中风门》治疗"牙关紧急，两手握固"先用搐鼻散（细辛、皂角、半夏），次用牛黄丸（牛黄、麝香、龙脑、羚羊角、酒当归、防风、黄芩、柴胡、白术、麦冬、白芍、桔梗、白茯苓、杏仁、川芎、大豆黄卷、阿胶、蒲黄、人参、神曲、雄黄、甘草、白蔹、肉桂、干姜、犀角、干山药、大枣、金箔）。搐鼻散通窍醒神，牛黄丸清热泻火。

（2）痰火瘀闭证

症状：除上述闭证的症状外，还有面赤身热，气粗口臭，躁扰不宁，苔黄腻，脉弦滑而数。

治法：清火豁痰。

新安方剂：自拟豁痰方。

孙一奎《孙文垣医案·新都治验》治疗痰火瘀闭证用自拟豁痰方（石菖蒲、黄连、白茯苓、半夏、酸枣仁、天麻、橘红、胆南星、白僵蚕、青黛、木香、柴胡、竹沥、生姜、神曲）。方中石菖蒲化痰开窍，黄连、竹沥清热化痰，天麻平肝祛风痰，白茯苓健脾宁心而泻火，橘红、胆南星、半夏理气燥湿而祛痰，白僵蚕熄风止痉疏风热，青黛清热凉血泻痰火，木香、柴胡疏肝理气，气顺则痰消，酸枣仁养心安神，神曲健脾开胃，祛湿化痰，生姜化痰温中。

2.脱证

症状：突然昏仆，不省人事，目合口张，鼻鼾息微，手撒肢冷，大小便自遗，肢体软瘫，舌痿，脉细弱欲绝。

治法：回阳固脱。

新安方剂：小续命汤。

孙一奎《赤水玄珠·风门》治疗脱证用自拟"小续命汤"（人参、附子、芍药、麻黄、黄芩、川芎）。方中人参、附子温阳益气，扶正祛邪，麻黄、芍药发其肌表之风邪，川芎上行头目，以去巅顶之风，并可活血化瘀，取"血行风自灭"之意，黄芩制诸药之温热。诸药共奏辛温祛风，益气扶正之功。

（三）中风恢复期

风痰瘀阻证

症状：口眼歪斜，舌强语謇或失语，半身不遂，肢体麻木，苔滑腻，舌暗紫，脉弦滑。

治法：祛风除痰开窍。

新安方剂：解语丹。

程钟龄《医学心悟·中风门》指出"若因痰迷心窍，当清心火""若因风痰聚于脾经，当导痰涎"宜用解语丹（炮白附子、石菖蒲、远志、天麻、全蝎、羌活、胆南星、木香）。方中炮白附子、石菖蒲、远志、天麻、全蝎、羌活、胆南星祛风化痰；木香行气开窍。

思 考 题

1.新安医家对中经络、中脏腑闭证与脱证的辨证要点有何认识？

2.试述新安医家关于中风的治疗原则。

3.举例说明新安医家治疗中风的临床经验。

第五章　肾系病证

"肾为先天之本"，是藏精之脏，为人体生长、发育、生殖之源，生命活动之根。肾主水液，在调节人体水液平衡方面起着极为重要的作用。

肾与其他脏腑的关系非常密切。肾阴亏虚，水不涵木，肝阳上亢，可致眩晕；肾水不足，阴不济阳，虚火上越，心肾不交，可致心悸、不寐；肾不纳气，气不归原，可致哮喘；肾阳虚衰，火不煓土，可致五更泄泻；肾精亏损，脑髓失充，可致健忘、痴呆。依据各病证整体特性，分别隶属于各脏腑系统。临证时，应注意脏腑之间的关联，随证处理。

根据肾的生理功能和特点，新安医家认为若肾中精气蒸腾气化失司，可导致水液浊清运化障碍，出现水肿、癃闭等病证；肾与膀胱相表里，若肾与膀胱气化失司，水道不利，可导致小便频急、淋沥不尽、尿道涩痛的淋证。本章仅就水肿、淋证展开讨论。

第一节　水　肿

水肿是体内水液潴留，泛溢肌肤，表现以头面、眼睑、四肢、腹背，甚至全身浮肿为特征的一类病证。吴谦《医宗金鉴·杂病心法要诀》提出：水肿辨证应依据阴阳，且有气分、血分之别。新安医家对水肿的病因病机、证候鉴别、辨证论治等都有所发挥，具有重要的临床指导价值。

一、病因病机认识

新安医家认为，外感六淫，饮食内伤，情志失调，酒色太过，导致肺、脾、肾功能失调是水肿的主要病因和病机。本病病位主要在肺、脾、肾三脏，与心有密切关系。《景岳全书·肿胀》所云："凡水肿等证，乃肺脾肾三脏相干之病。盖水为至阴，故其本在肾；水化于气，故其标在肺；水唯畏土，故其制在脾。今肺虚则气不化精而化水，脾虚则土不制水而反克，肾虚则水无所主而妄行。"

叶天士《临证指南医案·肿胀》指出："大约肿本乎水……肿分阳水阴水，其有因风因湿因气因热。外来者为有余，即为阳水。因于大病后，因脾肺虚弱，不能通调水道，因心火克金，肺不能生肾水，以至小便不利，因肾经阴亏，虚火烁肺金而溺少，误用行气分利之剂，渐至喘急痰盛，小水短赤，酿成肿证。内发者为不足，即为阴水。"

二、病证诊断鉴别

1. 强调与鼓胀相鉴别　水肿病是指表现为头面、眼睑、四肢、腹背甚至全身浮肿的一种病证，严重的水肿病人也可出现胸水和腹水；鼓胀以腹水为主，但也可出现四肢，甚则全身浮肿。鼓胀主要是肝脾肾三脏功能失调，气滞、血瘀、水停于腹中。临床上鼓胀先出现腹部胀大，病情较重时才出现下肢浮肿，甚至全身浮肿，腹壁多有青筋暴露。因此本病需与鼓胀病鉴别。

2.强调阳水与阴水的辨别　新安医家认为阳水与阴水在病因病机及症状上均有区别，如徐春甫在《古今医统大全·水肿门》中论述了阳水与阴水的区别，"阳水者，遍身肿，烦渴，小便赤涩，大便秘……阴水者，遍身肿，不烦渴，大便溏，小便少不涩赤。"吴谦在《医宗金鉴·杂病心法要诀》中曰："阳水者，小儿湿热内郁，水道阻塞，外攻肌表，以致外肿内胀，发热口渴心烦，小便短赤，大便秘结……阴水便利不烦热……因脾肾虚弱也，脾虚不能制水，肾虚不能主水，以致外泛作肿，内停作胀。"阳水多起病较急，病程较短，每成于数日之间。其肿多先起于头面，由上至下，延及全身，或上半身肿甚，肿处皮肤绷急光亮，按之凹陷即起，常兼见烦热口渴，小便赤涩，大便秘结等表、实、热证。阴水起病缓慢，多逐渐发生，或由阳水转化而来，病程较长。其肿多先起于下肢，由下而上，渐及全身，或腰以下肿甚，肿处皮肤松弛，按之凹陷不易恢复，甚则按之如泥，不烦渴，常兼见小便少但不赤涩，大便溏薄，神疲气怯等里、虚、寒证。

3.强调寒、热、虚、实、气、血等证候的辨别　程国彭在《医学心悟·水肿》中强调水肿寒热证的区别，他指出："烦渴口燥，溺赤便闭，饮食喜凉，此属阳明，热也。不烦渴，大便自调，饮食喜热……寒也。"程杏轩论述了水肿实证与虚证的鉴别，如《医述·杂证汇参》曰："凡诸实证……其至必暴，每成于数日之间。若是虚证……其来有渐，每成于经月之后。"徐春甫在《古今医统大全·水肿门》中论述了水肿气血亏虚证候的区别："水肿朝宽暮急者血虚，暮宽朝急者气虚，朝暮急者气血俱虚。"

三、治疗原则发挥

《素问·汤液醪醴论篇》提出治疗水肿的三条基本原则为"去菀陈莝"、"开鬼门"、"洁净府"。水肿的治疗原则应分阴阳而治，阳水主要治以发汗、利小便、宣肺健脾，水势壅盛则可酌情暂行攻逐，总以祛邪为主；阴水则主要治以温阳益气、健脾、益肾、补心，兼利小便，酌情化瘀，总以扶正助气化为治。虚实并见者，则攻补兼施。

1.水肿治疗应辨明阴阳表里，防治结合　叶天士强调水肿治疗应辨明表里阴阳，他在《临证指南医案·肿胀》中指出："阅近代世俗论水湿喘胀之证，以内经开鬼门取汗为表治。分利小便洁净府为里治……谓诸湿肿满，皆属于脾，用健脾燥湿为稳治……不知凡病皆本乎阴阳，通表利小便，乃宣经气，利腑气，是阳病治法。暖水脏，温脾肾，补方以驱水，是阴病治法。"吴谦认为水肿的治疗应根据水肿部位及阴阳属性予以辨证施治，如《医宗金鉴·杂病心法要诀》云："水肿俱属脾肺经，肺喘脾胀要分明，上肿属风宜汗散，下肿属湿利水灵，通身肿者兼汗利，喘则逐饮胀则攻，再辨阳水与阴水，攻泻温补贵变通。"

2.强调水肿治疗应重视保护胃气，通补结合　新安医家在水肿的医疗实践中，认识到顾护胃气的重要性。徐春甫在《古今医统大全·水肿门》中曰："诸家治水肿，只知导湿利小便之说，执此一途，用诸去水之药，往往多死……盖脾极虚而肿，愈下愈虚，虽劫目前之快，而阴损正气，祸亦不旋踵而至。大法只宜补中宫为主，看所挟加减，不尔则死，当以严氏实脾散加减。"孙一奎强调在调补胃气的同时应防止气滞不行，他在《赤水玄珠·水肿门》中曰："夫水气者，胃土不能制肾水，逆而上行，传入于肺，故令人肿。治者惟知泄水而不知益胃，故多下之，强令水出，不依天度流转，故胃愈虚，食不滋味，则发而不能制也……凡补胃不可使之壅滞，如《本草》叙赤小豆治水肿，通气补脾胃之类是也。"

四、临床证治经验举例

1.湿毒侵淫证

症状：多见眼睑浮肿，延及全身，皮肤光亮，尿少色赤，身发疮痍，甚则溃烂，恶风发热，舌质红，苔薄黄，脉浮数或滑数等。

治法：清热解毒，利水消肿。

新安方剂：赤小豆汤。

徐春甫《古今医统大全·水肿门》推荐赤小豆汤（赤小豆、当归、商陆、泽泻、桑白皮、连翘、赤芍药、汉防己、猪苓）。方中桑白皮清热宣肺；泽泻、汉防己、猪苓渗湿利水；连翘、赤小豆、赤芍药、商陆清热解毒，逐水消肿；当归滋养阴血。

2.水湿浸渍证

症状：常见全身水肿，下肢明显，按之没指，小便短少，身体困重，胸闷，纳呆，泛恶，苔白腻，脉沉缓，起病缓慢，病程较长。

治法：开肺降气，行气利水。

新安方剂：五子五皮汤。

叶天士《临证指南医案·附录》推荐使用五子五皮汤（陈皮、茯苓皮、生姜皮、桑白皮、大腹皮、杏仁、苏子、草果、白芥子、莱菔子）。方中以杏仁、苏子、桑白皮开肺降气；茯苓皮、生姜皮、大腹皮、陈皮使气行水散；白芥子行皮里膜外之痰气；草果、莱菔子通滞畅便，全方开肺、行气、利尿、通浊并用，对肿胀有良效。

3.湿热壅盛证

症状：常见遍体浮肿，皮肤绷急光亮，胸脘痞闷，烦热口渴，小便短赤，或大便干结，舌红，苔黄腻，脉沉数或濡数等。

治法：清热利水，行气化湿。

新安方剂：大橘皮汤。

徐春甫《古今医统大全·水肿门》中推荐大橘皮汤（陈皮、滑石、木香、槟榔、白术、茯苓、猪苓、泽泻、肉桂、甘草）。方中陈皮、木香、槟榔行气化湿；滑石配甘草，即六一散，清利湿热；茯苓、猪苓、泽泻、白术、肉桂取五苓散通利水道之效。

4.脾阳虚衰证

症状：多见身肿日久，腰以下为甚，按之凹陷不易恢复，脘腹胀闷，纳减便溏，面色不华，神疲乏力，四肢倦怠，小便短少，舌质淡，苔白腻或白滑，脉沉缓或沉弱。

治法：温阳健脾，化气利水。

新安方剂：补药方。

孙一奎在《赤水玄珠·水肿门》中推荐补药方（肉桂、干姜、肉豆蔻、茯苓、白术、川芎、桔梗）。方中干姜、肉豆蔻温补中阳；肉桂补火助阳；茯苓、白术健脾助运；川芎养血和营；桔梗开宣肺气，提壶揭盖。

5.肾阳衰微证

症状：常见水肿反复消长不已，面浮身肿，腰以下甚，按之凹陷不起，尿量减少或反多，腰酸冷痛，四肢厥冷，怯寒神疲，面色㿠白，甚者心悸胸闷，喘促难卧，腹大胀满，舌质淡胖，苔白，脉沉细或沉迟无力等。

治法：温肾助阳，燥湿利水。

新安方剂：茅术熟地方。

叶天士《临证指南医案·肿胀》推荐茅术熟地方［苍术、熟地黄（炒炭）、（熟）附子、干姜、茯苓、车前子］。方中苍术、茯苓健脾燥湿；熟地黄（炒炭）、车前子滋肾利水；（熟）附子、干姜温通脾肾。

6.瘀水互结证

症状：多见水肿延久不退，肿势轻重不一，四肢或全身浮肿，以下肢为主，皮肤瘀斑，腰部刺痛，或伴血尿，舌紫暗，苔白，脉沉细涩。

治法：温阳行气，化瘀通络。

新安方剂：加味活络丹。

叶天士《临证指南医案·肿胀》中推荐加味活络丹（炮川乌、地龙、乳香、没药、细辛、桂枝、油松节）。方中炮川乌、细辛、桂枝温阳化气利；乳香、没药、油松节、地龙活血化瘀通络。

思考题

1.新安医家对水肿病的鉴别诊断有何认识？

2.新安医家对水肿的治疗原则有何发挥？

3.试述新安医家论治水肿病的临床经验。

第二节 淋 证

淋证是指以小便频数短涩，淋沥刺痛，小腹拘急引痛为主症的病证。清代程钟龄《医学心悟·热淋》中描述"淋者，小便频数，不得流通，溺已而痛是也。大抵由膀胱经湿热所致。然淋有六种，一曰石淋，二曰膏淋，三曰气淋，四曰血淋，五曰劳淋，六曰冷淋。"新安医家对淋证的病因、病机、证候鉴别、辨证论治、用药经验等都有所发挥，并积累了大量的诊治医案，具有重要的临床指导价值。

一、病因病机认识

新安医家指出，外感湿热、饮食不节、情志失调、禀赋不足或劳伤久病，导致湿热蕴结下焦，肾与膀胱气化不利是淋证的主要病因病机。正如孙一奎《赤水玄珠·癃门》所述："淋证所感不一，或因房劳、浓味、醇酒、忿怒所致。夫房劳者，阴虚火动也。忿怒者，气动生火也。醇酒浓味者，酿成湿热也。积热既久，热结下焦，所以小便淋沥，欲去不去，不去又来而痛不可忍者。初则热淋、血淋，久则煎熬水液，稠浊如膏、如沙、如石也。"淋证的病位在肾与膀胱，且与肝脾有关。其病机主要是肾虚，膀胱湿热，气化失司。

二、病证诊断鉴别

1.强调淋证与癃闭的鉴别诊断　癃闭以排尿困难，全日总尿量明显减少，点滴而出，甚则小便闭塞不通为临床特征。程钟龄《医学心悟·小便不通》所述："癃闭与淋证不同，淋则便数而茎痛；癃闭则小便点滴而难通。"可见二者都有小便量少，排尿困难，但淋证尿频而尿痛，且每日排尿总量多为正常；癃闭则无尿痛，每日排尿量少于正常，严重时甚至无尿。

2.血淋与尿血　清吴谦《医宗金鉴·淋证门》中描述"血淋心热伤血分；尿血同出茎中疼，清利须用小蓟饮，茎中痛甚五淋从。血淋者，盖因心热伤于血分，热气传入于胞，日久则尿血同出，遂成血淋，茎中不时作痛，须以小蓟饮子治之，若茎中痛甚者，五淋散主之。"可见血淋与尿血都有小便出血，尿色红赤，甚至溺出纯血等症状。其鉴别的要点是有无尿痛。尿血多无疼痛之感，虽亦间有轻微的胀痛或热痛，但终不若血淋的小便滴沥而疼痛难忍，故一般以痛者为血淋，不痛者为尿血。

3.热、石、气、血、膏、劳六种淋证之间的鉴别　《医学原理·淋闭门》中指出："夫气淋者，其症小便赤涩，常有余沥不尽。砂淋者，其症阴茎中有砂作痛，便溺不得猝出，砂出痛止。膏淋为病，溺浊如膏。劳淋为病，房劳即作。血淋为病，遇热即发，甚即溺血。"可见汪机指出，淋证均有小便频涩，滴沥刺痛，小腹拘急引痛。此外各种淋证又有不同的特殊表现。气淋小腹胀满较明显，小便艰涩疼痛，尿后余沥不尽。石淋以小便排出砂石为主症，或排尿时突然中断，尿道窘迫疼痛，或腰腹绞痛难忍。膏淋证见小便浑浊如米泔水或滑腻如膏脂。劳淋小便不甚赤涩，溺痛不甚，但淋沥不已，时作时止，遇劳即发。血淋为溺血而痛。热淋起病多急骤，小便赤热，溲时灼痛，或伴有发热，腰痛拒按。

三、治疗原则发挥

《金匮要略·消渴小便不利淋病脉证并治》述："淋家不可发汗"。实则清利，虚则补益，是治疗淋证的基本原则。徐灵胎评《临证指南医案·淋浊》时指出："治淋之法，有通有塞，要当分别，有瘀血积塞溺管者，宜先通，无瘀积而虚滑者，宜峻补。"

1.分清虚实，注意淋证之间的转化　关于淋证的治疗，实则清利，虚则补益。实证以膀胱湿热为主者，治宜清热利湿；以热灼血络为主者，治以凉血止血；以砂石结聚为主者，治以通淋排石；以气滞不利为主者，治以利气疏导。虚证以脾虚为主者，治以健脾益气；以肾虚为主者，治宜补虚益肾。同时正确掌握标本缓急，在淋证治疗中尤为重要。对虚实夹杂者，又当通补兼施，审其主次缓急，兼顾治疗。孙一奎《赤水玄珠·癃门》中记载"淋症诸方中类多散热利小便，而于开郁、行气、破血、滋阴，盖少焉。若夫散热利小便，只能治热淋、血淋而已。其膏淋、砂淋、石淋三者，必须开郁行气，破血滋阴方可也。古方用郁金、琥珀开郁药也；用青皮、木香行气药也。用蒲黄、牛膝破血药也。用黄柏、地黄滋阴药也。东垣用药凡例：小腹痛，用青皮、黄柏。夫青皮疏肝，黄柏滋肾，缘小腹、小便，乃肝肾之部位也。学者不可不知。"

2.正确认识淋证"忌汗""忌补"之说　吴谦《医宗金鉴·辨坏病脉证并治篇》中指出"淋家不可发汗，发汗则便血"和"淋家者，湿热蓄于膀胱，水道涩痛之病也。若发其汗，湿随汗去，热必独留，水府告匮，迫其本经之血，从小便而出矣。膀胱里热则淋，更发其汗则膀胱愈燥，而小便血矣。"

四、临床证治经验举例

1.热淋

症状：证见小便频数短涩，灼热刺痛，溺色黄赤，少腹拘急胀痛，或有寒热，口苦，呕恶，或有腰痛拒按，或有大便秘结，苔黄腻，脉滑数。

治法：清热解毒，利湿通淋。

新安方剂：导赤散。

吴谦《医宗金鉴·删补名医方论》指出"导赤散治心热，口糜舌疮，小便黄赤，茎中作痛，热淋不利。"推荐用导赤散（生地黄、木通、生甘草梢、竹叶）。方中生地黄清热凉血，兼能养阴；木通、竹叶清心降火，利水通淋；生甘草梢和胃清热，通淋止痛。

2.石淋

症状：证见尿中夹砂石，排尿涩痛，少腹拘急，一侧腰腹绞痛难忍，甚则牵及外阴，尿中带血，舌红，苔薄黄，脉弦或带数。

治法：清热利尿，通淋排石。

新安方剂：益元散加减。

程钟龄《医学心悟·热淋》中指出"石淋，下如砂石，有似汤瓶久在火中，底结白碱也"宜用益元散加琥珀（甘草、滑石、琥珀）。方中滑石性寒味淡，寒能清热，淡能渗湿，使三焦湿热从小便而出，少佐甘草以和中气，与滑石相配，有甘寒生津之义，使小便利而津液不伤，再加琥珀利尿通淋。

3.血淋

症状：证见小便热涩刺痛，尿色深红，或夹有血块，疼痛满急加剧，或见心烦，舌尖红，苔黄，脉滑数。

治法：清热止血通淋。

新安方剂：导赤散加减。

叶天士《临证指南医案·淋浊》指出"小溲短赤，带血"宜用导赤散加琥珀、赤茯苓（生地黄、木通、生甘草梢、竹叶、琥珀、赤茯苓）。方中生地黄甘寒，凉血滋阴降火；木通苦寒，入心与小肠经，上清心经之火，下导小肠之热，滋阴制火、利水通淋；竹叶甘淡，清心除烦、淡渗利窍，导心火下行；生甘草梢清热解毒，尚可直达茎中而止痛，并能调和诸药；琥珀、赤茯苓增强清热利水之功。

4.气淋

症状：每于郁怒之后，见小便涩滞，淋沥不宣，少腹胀满疼痛，苔薄白，脉弦。

治法：行气通淋。

新安方剂：假苏散。

程钟龄《医学心悟·热淋》治疗"气滞不通，水道阻塞，脐下妨闷胀痛是也"用假苏散［荆芥、陈皮、香附、麦芽（炒）、瞿麦、木通、赤茯苓］。方中荆芥发表祛风除热；陈皮、香附、麦芽（炒）理气开郁；瞿麦、木通、赤茯苓清热利尿通淋、清心除烦。诸药共用，合奏行气利水通淋之功。

5.膏淋

症状：证见小便浑浊，乳白或如米泔水，上有浮油，置之沉淀，或伴有絮状凝块物，或混有血液、血块，尿道热涩疼痛，尿时阻塞不畅，口干，苔黄腻，舌质红，脉濡数。

治法：清热利湿，分清泄浊。

新安方剂：萆薢饮。

程钟龄《医学心悟·热淋》治疗"滴下浊液，如脂膏也"用萆薢饮（萆薢、文蛤粉、石韦、车前子、茯苓、灯心草、莲子心、石菖蒲、黄柏）。方中萆薢、文蛤粉、石韦、车前子、茯苓、灯心草诸药利水通淋，而以萆薢为主，以其利湿浊而治茎中之痛。加入黄柏清热胜湿，莲子心、石菖蒲清热开窍而除湿浊。故本方具有清热利湿、通淋化浊之功。

6.劳淋

症状：证见小便不甚赤涩，淋沥不已，时作时止，遇劳即发，腰膝酸软，神疲乏力，病程缠绵，舌质淡，脉细弱。

治法：补中益气。

新安方剂：补中益气汤。

程钟龄《医学心悟·热淋》指出"劳淋，劳力辛苦而发，此为气虚，以至气化不及州都"用补中益气汤（黄芪、人参、白术、炙甘草、当归、陈皮、升麻、柴胡、生姜、大枣）。方中黄芪补中益气、升阳固表为君药；人参、白术、甘草甘温益气，补益脾胃为臣药；陈皮调理气机，当归补血和营为佐药；升麻、柴胡协同参、芪升举清阳为使药；生姜、大枣和胃健脾。后天生化有源，诸症自可痊愈。

思考题

1.新安医家是如何进行淋病鉴别诊断的？

2.新安医家对各型淋证治疗原则有何发挥？

3.新安医家如何认识各种淋证之间的相互关系和具体治疗？

第六章　气血津液病证

气血津液是人体生命活动的物质基础，也是脏腑功能活动的产物。脏腑的生理现象、病理变化，均以气血为物质基础。津液是人体正常水液的总称，也是维持人体生理活动的重要物质。脏腑病变可导致津液代谢失常，而津液代谢失常又会反过来加重脏腑病变，从而看出脏腑的功能与气血津液之间既联系紧密，又相互影响。

气血津液病证是各种病因引起气、血、津、液的运行失常、输布失度、生成不足、亏损过度，造成的一系列病证。气血津液运行失常或生成不足，是本章疾病的基本病机。

新安医家认为，气机郁滞引起郁证，血溢脉外引起血证，津液输布失常引起痰饮，阴津亏耗引起消渴，津液外泄过度引起自汗、盗汗，气血阴阳亏虚或气血水湿郁遏引起内伤发热，气血阴阳亏损、日久不复引起虚劳。本章仅就郁证、血证、痰饮、虚劳、消渴、汗证、内伤发热展开讨论。

第一节　郁　证

郁证是以心情郁闷、情绪波动无常、易怒喜哭等为主症，部分伴随胸闷、胁肋不舒或咽中如有异物梗塞等症状的一类疾病，常因情志不舒、气机郁滞所致。孙一奎在《赤水玄珠·郁证门》中提出："夫郁者，结滞而不通畅之谓。当升而不得升，当降而不得降，当变化而不得变化，所以为郁。"西医学中的神经衰弱、癔症、焦虑症、更年期综合征及反应性精神病等可参考本病进行辨证施治。

一、病因病机认识

新安医家认为，郁证的病因总属情志内伤，与气、湿、热、痰、血、食等有关，病位主要在肝，可涉及心、脾、肾。肝失疏泄、脾失健运、心失所养、脏腑阴阳气血失调是郁证的主要病因和病机。

徐春甫在《古今医统大全·郁证门》中记载了王安道对于郁证皆由气机郁滞不通而起病的认识："凡病之起，多由于郁。郁者，滞而不通之义。或因所乘而为郁，或不因所乘，本气自病郁者，皆郁也，岂惟五运之变能使然哉。"程杏轩在《医述·杂证汇参》中则认为气、湿、热、痰、血以及食是郁证发病的原因，如"气血冲和，百病不生，一有怫郁，百病生焉。其因有六：曰气，曰湿，曰热，曰痰，曰血，曰食。"文中又提到情志致病的因素以及病变相关脏腑，如"情志不遂，则郁而成病，其证心脾肝胆为多。"对于其发病机理则认为，"不知情志之郁，由于隐情曲意不伸，故气之升降开阖，枢机不利……"以及程国彭在《医学心悟·火字解》中提到，"肝经气结，五郁相因，当顺其性而升之……"孙文胤在《丹台玉案·调摄养生》中，"弓影非蛇，蕉梦岂鹿，境因疑生，致此成郁。"历代医家已经认识到情志因素以及肝气失于调畅是郁证发病的重要因素。

二、病证鉴别诊断

1.气、血、痰、食、火、湿六郁鉴别 从郁证病因病机出发，将其分为气、血、痰、食、火、湿六郁，而六郁之间亦相互区别、相互联系、相互兼夹，在辨证治疗上应辨清。孙一奎在《赤水玄珠·郁证门》中对于气、血、痰、食、火、湿六郁各自的症状均有详细的记载："气郁者，其状胸满胁痛，脉沉而涩；血郁者，其状四肢无力，能食，便血，脉沉涩而芤；痰郁者，其状动则喘，寸口脉沉而滑；食郁者，其状嗳酸，胸满腹胀，不能食，或呕酸水，恶闻食气；火郁者，其状瞀闷，小便赤涩，脉沉而数，骨髓中热，肌痹热，扪之烙手；湿郁者，其状周身肿痛，或关节痛，阴雨则发，体重，头重痛，脉沉而细。"根据病人主要及伴随症状、舌苔脉象，进行鉴别。

2.五脏郁证鉴别 根据气机郁滞所在脏腑将郁证又分为心郁、肝郁、脾郁、肺郁、肾郁，称五脏郁证。《赤水玄珠·郁证门》中对五郁有如下记载："心郁者，神气昏昧，心胸微闷，主事健忘；肝郁者，两胁微膨，嗳气连连有声；脾郁者，中脘微满，生涎，少食，四肢无力；肺郁者，皮毛燥而不润，欲嗽而无痰；肾郁者，小腹微硬，精髓乏少，或浊或淋，不能久立；又有胆郁者，口苦，身微潮热往来，惕惕然如人将捕之。"根据患者主症与脏腑之间的关联，可进行鉴别。

三、治疗原则发挥

舒畅情志、调畅气机是郁证的治疗原则，实证以调畅气机为主，再根据是否兼夹痰阻、血瘀、食积、湿滞、火旺来分别采用祛痰、活血、消食、化湿、清火对症治疗；虚证则应根据心、脾、肾等脏腑气血阴阳的亏虚，予以养心、补脾、滋肾。

1.强调情志条达对疾病恢复的重要性 清代医家叶天士《临证指南医案·郁》认为"郁证全在病者能移情易性。"《古今医统大全·郁证》中记载："郁为七情不舒，遂成郁结，既郁之久，变病多端。"《医述·杂证汇参》中作者认为"盖因郁致疾，不特外感六淫，而于情志为更多，治当求其所因，则郁自解。"由此可见历代医家皆重视调畅情志对于治疗郁证的重要作用，此外还充分重视疏肝理气，调畅气机的重要作用。如在《医学心悟·杂症主治四字论》中描述，"郁用越鞠，而兼以逍遥，所谓以一方治木郁而诸郁皆解也，用药之妙，愈见精微。"由此可见新安医家强调在治疗郁证时，重视情志因素以及气机的调畅。

2.强调对郁证的变证治疗 徐春甫在《古今医统大全·郁证门》中记载："郁为七情不舒，遂成郁结，既郁之久，变病多端。男子得之，或变为虚怯，或变噎嗝，气满腹胀等证；妇女得之，或为不月，或为堕胎，崩带虚劳等证。治法必能内养，然后郁开，按证调理。"程杏轩在其医案中描述："病由肝郁不舒，气机遏抑，少腹乃厥阴部位，因而致痛。肝气上逆，冲胃为呕，温补太过，木郁则火郁，诸逆冲上，皆属于火，食不得入，是有火也。"上述医家提出，郁证病久皆可导致其他疾病，在治疗时需细细审查，发现存在情志不舒之郁，需解郁方可使疾病痊愈。

四、临床证治经验举例

1.肝气郁结证

症状：精神抑郁，情绪不宁，胸部满闷，胁肋胀痛，痛无定处，脘闷嗳气，不思饮食，大便不调，苔薄腻，脉弦等。

治法：疏肝解郁、健脾养血。

新安方剂：逍遥散。

吴谦《医宗金鉴·删补名医方论》"木不升而郁"选用逍遥散（芍药、当归、白术、茯苓、炙甘草、柴胡、生姜、薄荷）。方中芍药、当归养血、敛阴、柔肝、缓急；柴胡疏肝解郁、条达气机；白术、茯苓、炙甘草健脾益气；少许薄荷疏散郁气、透达肝经郁热；生姜可温中、辛散。

2.痰气郁结证

症状：精神抑郁，胸部闷塞，胁肋胀满，咽中如有物梗塞，吞之不下，咯之不出，苔白腻，脉弦滑。

治法：降逆化痰，行气解郁。

新安方剂：四七汤。

吴谦《医宗金鉴·分心气饮》"郁结生痰"选四七汤（半夏、茯苓、厚朴、紫苏叶）。方中半夏燥湿化痰；厚朴降气除满；茯苓渗湿健脾；紫苏叶宽中行气。

3.心神失养证

症状：精神恍惚，心神不宁，多疑易惊，悲忧善哭，喜怒无常，或时时欠伸，或手舞足蹈，骂詈喊叫等，舌质淡，脉弦。

治法：养心安神，和中缓急。

新安方剂：甘麦大枣汤。

徐春甫《古今医统大全·善悲证》推荐"脏躁，善悲伤欲哭"选甘麦大枣汤（甘草、小麦、大枣）。方中小麦养心、益肾、除热解渴；甘草补益心气、和中缓急；大枣补脾气、养血安神、润燥缓急。

4.心脾两虚证

症状：多思善疑，头晕神疲，心悸胆怯，失眠健忘，纳差，面色不华，舌质淡，苔薄白，脉细。

治法：健脾益气、补血养心。

新安方剂：归脾汤。

叶天士《临证指南医案·虚劳》中"操持思虑，心营受病"用归脾汤（人参、白术、茯神、酸枣仁、龙眼肉、黄芪、当归、远志、木香、炙甘草、生姜、大枣）。方中人参、黄芪、白术、炙甘草补气、健脾；当归养肝养血；茯神、酸枣仁、龙眼肉、远志可安神定志；木香理气醒脾；生姜、大枣和胃健脾、调和营卫。

5.心肾阴虚证

症状：情绪不宁，心悸，健忘，失眠，多梦，五心烦热，盗汗，口咽干燥，舌红少津，脉细数。

治法：滋阴养血，补心安神。

新安方剂：天王补心丹。

徐春甫《古今医统大全·不寐候》提出"心肾两虚，水火不济"用天王补心丹（生地黄、五味子、当归、天门冬、麦门冬、柏子仁、酸枣仁、人参、玄参、丹参、茯神、远志、桔梗、百部、杜仲、石菖蒲）。方中生地黄、天门冬、麦门冬、玄参、百部养血补血、滋阴清热；酸枣仁、柏子仁、茯神、远志、五味子敛心气、安心神；人参益气生血、安神益智；当归、丹参养血、清心、活血；杜仲补肝肾；石菖蒲开窍宁神；桔梗载药上行。

思考题

1. 新安医家如何认识郁证的诊断要点和治疗原则？
2. 试述新安医家对郁证常见证型的辨证论治方法。

第二节　血　证

血证，指血液不循常道，或上溢于口鼻，或下泄于二阴，或渗出于肌肤等一系列出血性疾病。根据出血部位不同，分为鼻衄、齿衄、咳血、吐血、便血、尿血、紫斑等血证。西医学中各种急慢性疾病所引起的出血，可参考本病进行辨证施治。

新安医家对本病的因机证治都有所发挥，并积累了一批诊治医案，具有重要的临床指导价值。

一、病因病机认识

新安医家认为，血证的病因包括外感六淫、情志内伤、饮食失节、劳欲太过，而邪热炽盛、迫血妄行或气虚不摄、血溢脉外是血证的主要病机，外伤内停瘀血也是血证的原因之一。

徐春甫《古今医统大全·血证门》中记载："血溢者，上出也。心养于血，故热甚，则血有余而妄行。……衄者，阳热怫郁于足阳明而上热，则血妄行，血衄也。……血泄，热客下焦而大、小便血也……吐血者，或因四气上于外、七情动于内，及饮食、房劳、劳役所致。劳血积聚膈间，满则吐溢，世谓妄行……伤寒衄者，为邪气不得发散，壅盛于经，逼迫于血，则因致衄也。"

吴谦《医宗金鉴·杂病心法要诀》中指出："阴乘阳热血妄行，血犯气分不归经，血病及腑渗浊道，伤于藏者溢出清，热犯阳络上吐衄，热侵阴络下失红，又有努劳成血病，血止仍嗽势多凶。"

叶天士《临证指南医案·吐血》中指出"失血一证，名目不一……三因之来路宜详也。若夫外因起见，阳邪为多……若夫内因起见，不出乎嗔怒郁勃之激伤肝脏，劳形苦志而耗损心脾，及恣情纵欲以戕贼肾脏之真阴真阳也。又当以足三阴为要领。再审其乘侮制化如何。若夫不内不外因者，为饮食之偏好酒热戕胃之类，皆能助火动血……坠堕之伤，由血瘀而泛……若努力为患，属劳伤之根，阳动则络松血溢。"

二、病证诊断鉴别

1.强调吐血与咳血的鉴别 吐血及咳血其主症、病位、伴随症状均有区别，新安医家认为应将二者进行鉴别，吐血的病位在胃或食道，口中吐出血液常有恶心、胃部不适等先兆，血中可兼夹胃内容物，而咳血病位在肺，通常有咳嗽等先兆，通常痰血相兼，两者常常难以区分。孙文胤《丹台玉案·诸血门》曰"一咯一块者，胃口血也，其所从来者近。痰中见血色如玛瑙而成块者，亦胃口血也，其所从来者亦近。……若痰中见血，或一点之小，或一丝之细，语其势若无可畏，而病根反深，此血非胃口之血也，乃从肺脏中来。肺为虚火所逼，血从痰出故也。"指出吐血、咳血其在症状、病位上均有不同。

2.强调血证表、里、寒、热、湿、火等证候的辨别 孙一奎在《赤水玄珠·血门》中论述道："便血清者属荣虚有热，浊属热与湿，色鲜者属火，黑者火极。与泄物并下者，属有积者在内，或络脉伤也。"认为可根据大便的颜色辨别便血热湿火积证候。程钟龄《医学心悟·衄》指出鼻衄有表里不同，"衄证亦有表里之殊，寒邪在经，头痛发热而衄者，表也，宜微汗之……若邪气入里，燥渴烦心而成衄者，宜急清之。"同时指出便血证寒热的鉴别，"凡下血症，脉数有力，唇焦、口燥、喜冷、畏热，是为有火。若脉细无力，唇淡、口和，喜热、畏寒，或四肢厥冷，是为有寒。"通过对症状、喜冷喜热、病理产物进行分析，可鉴别。

三、治疗原则发挥

新安医家对出血分类辨治，总以阳络伤则血外溢，阴络伤则血内溢，以养阴、清热、止血为主要方法。特别是养阴止血，强调养胃阴以培补肾阴，因脾胃为后天之本，气血生化之源，胃阴足则可充养先天，培补肝肾之阴。养胃阴的治疗思想与历代医家注重养肾阴相较，具有新安医学的特点。

1.强调辨证认识病程新久与寒热虚实之间的关系 新安医家认为病程不同导致疾病虚实寒热不同，治则也有不同，如孙文胤《丹台玉案·诸血门》曰："又必看其色不鲜者，旧血也，勿以药止之。其色鲜者，新血也，所积者必不甚多，宜以药止之……治法未见血，则宜消宜和。既见血，则宜凉宜止。旧血未尽，则化其血。新血未尽，则补其血。因其势之轻重，而为缓急之施。"程杏轩强调结合病人具体情况辨证施治，如《医述·医学溯源》云："吐血服不得人参。一见血证，便云是火。固不可谓此证必无火，然不可谓此证必皆是火。如担夫出力之人，纵酒受热之辈，初起自当清之，稍久其血去多，便已成虚，亦不得复谓之火矣。若富室娇儿，深闺弱质，不待吐血后血枯气竭，然后成虚，即吐血之先，原因虚而后吐。"疾病随着时间发展发生变化，需根据情况选用药物，以达到驱邪与扶正等不同疗效。

2.强调温凉补泻方药必须运用恰当 叶天士认为血证清热药应用应结合时令气候，如《临证指南医案·吐血》指出："大凡理肺卫者，用甘凉肃降。……治心营者，以轻清滋养……随其时令而加减。若风淫津涸，加以甘寒。……若温淫火壮，参入苦寒。……若暑逼气分，佐滑石鲜荷之开解。在营与银花犀角之清芳。秋令选纯甘以清燥。冬时益清补以助藏。"程杏轩强调血证治疗中应尽早补气调气，以免贻误时机，如《医述·血证》中曰：

"治血若不调气，而纯以寒凉是施，则血不归经，为寒所滞，虽暂止而复来也。且脾统血，寒凉伤脾，不能约束，其变证可胜言哉……不独失血之后，当补气生血，以复其固有；即血未止之时，急当重固其气，所谓血脱者必先益气……人谓要用参，须待血止；余谓不用参，血必不止。直待血吐尽，而后议补，用参晚矣。"

四、临床证治经验举例

（一）咳血

1.燥热伤肺证

症状：喉痒咳嗽，痰中带血，口干鼻燥，或有身热，舌质红，少津，苔薄黄，脉数。

治法：养阴生津，润肺滋肾。

新安方剂：天门冬丸。

徐春甫《古今医统大全·血证门》推荐用天门冬丸（天冬、贝母、杏仁、茯苓、阿胶、甘草）。方中天冬、阿胶滋阴养血；贝母、杏仁肃肺清热止咳；茯苓、甘草健脾和胃。

2.肝火袭肺证

症状：咳嗽阵作，痰中带血或纯血鲜红，胸胁胀痛，烦躁易怒，口苦，舌质红，苔薄黄，脉弦数等。

治法：清肝泻火，敛肺止咳。

新安方剂：咳血方。

汪昂《医方集解·三卷》推荐咳血方（青黛、瓜蒌子、浮石、栀子、诃子）。方中青黛泻肝而理血，散五脏郁火，栀子凉心而清肺，使邪热下行，两者共同治火；瓜蒌子润燥滑痰，能清上焦痰火，荡除郁热垢腻，浮石软坚止嗽，两者降火而兼行痰；诃子收涩止血。

（二）吐血

1.胃热壅盛证

症状：脘腹胀闷，嘈杂不适，甚则作痛，吐血色红或紫黯，常夹有食物残渣，口臭，便秘，大便色黑，舌质红，苔黄腻，脉滑数。

治法：清热养阴，养血止血。

新安方剂：凉血抑火汤。

孙文胤在《丹台玉案·诸血门》中推荐凉血抑火汤（当归、赤芍、大黄、黄芩、黄连、牡丹皮、生地黄、川芎、灯心草、藕汁）。方中黄连、黄芩清泻胃火；牡丹皮、大黄、灯心草清热凉血止血；当归、生地黄、赤芍、川芎养血止血；藕汁滋养肺胃津液。

2.气虚血溢证

症状：吐血缠绵不止，时轻时重，血色暗淡，神疲乏力，心悸气短，面色苍白，舌质淡，脉细弱。

治法：益气复脉，养血升清。

新安方剂：救脉散。

徐春甫《古今医统大全·血证门》推荐救脉散（人参、黄芪、当归、芍药、熟地黄、苍术、陈皮、升麻、柴胡、苏木、甘草）。方中人参、黄芪、苍术、甘草益气健脾；当归、芍药、熟地黄滋阴养血；陈皮、苏木健脾理气；升麻、柴胡升举清阳。

（三）尿血

下焦湿热证

症状：小便黄赤灼热，尿血鲜红，心烦口渴，面赤口疮，夜寐不安，舌质红，脉数。

治法：清热解毒，化瘀止血。

新安方剂：仙露饮。

孙文胤《丹台玉案·诸血门》推荐仙露饮（生地黄、蒲黄、黄连、升麻、小蓟、墨旱莲、川芎）。方中小蓟、生地黄、墨旱莲、蒲黄、川芎凉血化瘀止血；黄连、升麻清热解毒泻火。

（四）便血

1.脾胃湿热证

症状：大便下血，色泽不鲜，或紫黑如赤豆汁，或下血鲜红，肛门灼热疼痛，大便不畅或里急后重，腹痛缠绵，胸脘痞闷，肢体困重，纳呆，口中黏腻，小便短赤，舌红苔黄腻，脉濡数。

治法：清热化湿，凉血止血。

新安方剂：茅术黄连方。

叶天士《临证指南医案·便血》推荐茅术黄连方（苍术、黄连、黄芩、厚朴、地榆、槐米）。方中苍术、厚朴理气化湿；黄连、黄芩清热燥湿；地榆、槐米凉血止血。全方以苦寒清热为主，佐以辛温化湿，为清热化湿止血的良方。

2.脾胃虚寒证

症状：便血色紫黯或黑如柏油样，脘腹隐隐作痛，喜温喜按，怯寒肢冷，纳呆，口淡不渴，便溏，舌质淡，苔白润，脉沉细弱。

治法：温中健脾，化湿止血。

新安方剂：温中化湿升阳方。

叶天士《临证指南医案·便血》推荐用温中化湿升阳方［苍术、厚朴、升麻（炒炭）、炙甘草、附子（炒炭）、炮姜（炒炭）、当归、白芍、（煨）葛根、柑皮、人参、白术、茯神、益智仁、地榆、神曲］。方中苍术、厚朴、柑皮化湿理气；附子、炮姜、益智仁温阳摄血；升麻、葛根升阳举陷；当归、白芍养血；人参、白术、炙甘草、神曲、茯神健脾和中；地榆止血。

思考题

1.试述新安医家对咳血与吐血鉴别要点的认识。

2.试述新安医家对血证治疗原则的发挥。

3.举例说明新安医家治疗各种血证的临床经验。

第三节　痰　饮

痰饮是指体内水液不得输布，运化异常，停留或渗注于某部位的一类病证。明代孙一奎《赤水玄珠·痰饮门》认为："饮有六：曰悬饮、溢饮、支饮、痰饮、留饮、伏饮。悬饮者，饮水流于胁，咳嗽引痛。溢饮者，饮水流于四肢，当汗不汗，身体疼重。支饮者，咳逆倚息，短气不得卧，其形如肿。痰饮者，其人素盛今瘦，肠间沥沥有声。留饮者，其人背寒如手大，或短气而渴，四肢历节痛，胁下痛引缺盆，咳嗽则转甚。伏饮者，膈满喘咳，呕吐，发则寒热，腰背痛，目泣自出，其人振振恶寒，身瞤惕。"还认为"胶固稠黏者痰也，清而稀薄者饮也。"随着认识上的逐渐成熟，后世新安医家对痰饮的病因、病机、证候鉴别、辨证论治、用药经验等都有所发挥，并积累了大量的诊治医案，具有重要的临床指导价值。

一、病因病机认识

新安医家认为，饮食不节、情志失调、外感六淫、劳倦体虚等因素以致三焦气化失宣，肺、脾、肾三脏功能失调，水谷不得化为精微输布全身，津液停积为患是痰饮的主要病因和病机。

清代吴澄《不居集》按："痰从何生，痰从何起？然总不外内伤七情、外感六淫、饮食积疲所致。惟不善调摄，脏腑不平和，阴阳多乖错，则气血凝滞，为痰为饮。虚损之痰，总不离脾、肺、肾三经之不足也。盖肺主气，肺金受伤，则气滞而为痰；脾主湿，脾土不运，则湿动而为痰；肾主水，肾水不足，则水泛而为痰。故痰之来也，无不在于肺，而痰之化也，无不在于脾。若论痰之本，又无不在于肾。故主此三法，以统痰之要也。"认识到痰饮的病因，而其病机为脾、肺、肾功能失调，津液不归正化，停于体内某一局部，积而为饮。

二、病证诊断鉴别

强调痰饮、悬饮、溢饮、支饮的辨别　痰饮有广义和狭义之分，广义痰饮包括痰饮、悬饮、溢饮、支饮等，是诸饮的总称。狭义的痰饮，则是指饮停胃肠之证，即四饮之一的痰饮。新安医家认为，痰饮病位在胃肠，悬饮病位在胁肋，溢饮病位在四肢，支饮病位在心肺。明代徐春甫在《古今医统大全·痰饮门》述："其人素盛今瘦，水走肠间，沥沥有声，谓之痰饮。饮后水流在胁下，咳唾引痛，谓之悬饮。饮水流于四肢，当汗出而不汗出，身体重痛，谓之溢饮。咳逆倚息，短气不得卧，其形如肿，谓之支饮。古方有五饮六证之说，即四饮加以伏饮、留饮二证是也。留饮者，背寒如掌大，其人短气而渴，四肢无力，历节痛，胁下痛引缺盆，咳嗽则转甚。伏饮者，膈满呕吐喘咳，发则寒热，腰背痛，目泪出。其人振振恶寒，身瞤惕者，为伏饮。"根据病邪所在部位及对应症状，进行鉴别。

三、治疗原则发挥

痰饮的治疗以温化为原则，因饮为阴邪，遇寒则聚，得温则行。通过温阳化气，可杜绝水饮之生成。治疗大法不外温通助阳与祛饮逐邪两端。标证突出，治以祛饮为主，兼顾正气；本证明显，则治当温补脾肾，通阳化饮。

清代程杏轩《医述·杂证汇参》篇记载："病痰饮者，当以温药和之。"吴澄《不居集》认为："痰之本也，多在于肾，而虚损之人，肾水未有不亏者也。肾亏则真阳不足而泛滥，真阴不足而沸腾，一则痰色清稀，一则痰色稠浊，而皆本于先天之真阴、真阳不足也。故宜先补肾，肾足则水无泛溢之虞，而端本澄源矣。"认为肾虚有痰者宜补肾以引其归脏。

四、临床证治经验举例

（一）痰饮

1.饮留胃肠证

症状：心下坚满或痛，自利，利后反快，虽利心下续坚满，或水走肠间，沥沥有声，腹满，便秘，口舌干燥，舌苔腻，色白或黄，脉沉弦或伏。

治法：逐水祛痰，和中除湿。

新安方剂：甘遂半夏汤。

程杏轩《医述·杂证汇参》治"心下续坚满"用甘遂半夏汤主之（甘遂、半夏、白芍、甘草）。方中甘遂、半夏逐饮降逆；白芍、甘草酸甘缓中，以防伤正；甘草与甘遂相反相激，祛逐留饮。全方攻守兼施、因势利导，用于水饮在胃。

2.脾阳虚弱证

症状：胸胁支满，心下痞闷，胃中有振水音，脘腹喜温畏冷，泛吐清水痰涎，饮入易吐，口渴不欲饮水，头晕目眩，心悸气短，食少，大便或溏，形体逐渐消瘦，舌苔白滑，脉弦细而滑。

治法：温阳化饮，健脾利湿。

新安方剂：苓桂术甘汤。

孙一奎《赤水玄珠·痰饮门》治"心下有痰饮，胸胁支满"用苓桂术甘汤主之（桂枝、甘草、白术、茯苓）。方中桂枝、甘草辛甘化阳、通阳化气；白术、茯苓健脾渗湿。全方温脾阳、利水饮，用于胸胁支满、目眩、气短。

（二）悬饮

络气不和证

症状：胸胁疼痛，如灼如刺，胸闷不舒，呼吸不畅，或有闷咳，甚则迁延，经久不已，阴雨更甚，可见病侧胸廓变形，舌苔薄质暗，脉弦。

治法：解表理气，宣肺止咳。

新安方剂：止嗽散加柴胡、枳壳、赤芍。

程钟龄《医学心悟·咳嗽》指出："咳而两胁痛，不能转侧"用止嗽散加柴胡、枳壳、赤芍（紫菀、百部、桔梗、前胡、荆芥、陈皮、柴胡、赤芍、枳壳、甘草）。方中紫菀、百部其性温而不热，润而不寒，皆可止咳化痰，对于新久咳嗽都可使用；桔梗善于宣肺利气；前胡降气化痰；荆芥疏风解表利咽；陈皮理气化痰；柴胡、赤芍、枳壳疏肝解郁、理气通络；甘草缓急和中，调和诸药。

（三）支饮

寒饮伏肺证

症状：咳逆喘满不得卧，痰吐白沫量多，经久不愈，天冷受寒加重，甚至引起面浮跗肿。或平素伏而不作，遇寒即发，发则寒热，背痛，腰痛，目泣自出，身体振振动。舌苔白滑或白腻，脉弦紧。

治法：行水散结，补虚清热。

新安方剂：木防己汤。

程杏轩《医述·杂证汇参》认为"膈间支饮，其人喘满……面色黧黑……"用木防己汤主之（木防己、石膏、桂枝、人参）。方中木防己攻逐水饮；人参治疗心下痞硬；桂枝平冲降逆；石膏清热除烦。

（思考题）----------------------

1. 试述新安医家对痰饮病因病机的认识。
2. 试述新安医家对痰饮病治疗原则的发挥。
3. 试述新安医家对痰饮、悬饮、支饮等的临床证治经验。

第四节　消　渴

消渴是以多饮、多食、多尿、消瘦，或尿浊、尿有甜味为主要临床特征的一种疾病。清代程林在《圣济总录纂要》中将消渴病分为上消、中消及下消三种："一曰消渴，以渴而不利，引饮过甚言之，二曰消中，以不渴而利，热气内消言之，三曰肾消，以渴而复利，肾燥不能制约言之。"新安医家对消渴的病因、病机、证候鉴别、辨证论治、用药经验等都有所发挥，并积累了大量的医案，具有重要的临床指导价值。

一、病因病机认识

新安医家认为，饮食失节、情志失调、劳欲过度、禀赋不足等是其主要病因，导致阴津亏损，燥热偏胜。基本病机为阴虚燥热，以阴虚为本，燥热为标。病理因素主要是虚火、浊瘀。其病变脏腑主要在肺、胃、肾，尤以肾为关键。随着本病进一步发展，燥热耗伤脾肾之气，气阴两虚，日久亦可伤及阳气，出现阴阳两虚之证。病久可累及五脏。

徐春甫在《古今医统大全·消渴门》中述："三消之疾，本湿寒之阴气极衰，燥热之阳气太甚，皆因饮食服饵失节，肠胃干涸，而气液不得宣平，或耗乱精神，过违其度，或因大病，阴气损而血液衰虚，阳悍而燥热郁甚；或因久嗜咸物，恣食炙爆，饮食过度，亦有年少服助阳金石丸散，积久石热结于下焦，精液肾水不滋于上，水火不相既济，遂成三消。"又云："消渴虽有数者之不同，其为病之肇端，则皆膏粱肥甘之变，酒色劳伤之过，皆富贵人病之，而贫贱者鲜有也。凡初觉燥渴，便当清心寡欲，薄滋味，减思虑，则治可瘵；若有一毫不谨，纵有名医良剂，必不能有生矣。"认为消渴病机关键在于阴虚燥热，并将消渴分为上、中、下三消。他认为消渴的发生与饮食、劳伤、情志密切相关。

二、病证诊断鉴别

强调上、中、下三消之间鉴别 消渴病的"三多"症状往往同时存在，但根据其程度的轻重不同，而有上、中、下三消之分，即肺燥、胃热、肾虚之别。通常对以肺燥为主，多饮症状较突出者，称为上消；以胃热为主，多食症状较为突出者，称为中消；以肾虚为主，多尿症状较为突出者，称为下消。清代吴谦《医宗金鉴·消渴小便利淋病脉证并治第十四》云："饮水多而小便少者，水消于上，故名上消也；食谷多而大便坚者，食消于中，故名中消也；饮水多而小便反多者，水消于下，故名下消也。上、中二消属热，惟下消寒热兼之，以肾为水火之藏也。"

三、治疗原则发挥

根据本病的基本病机，其治疗原则为清热生津、益气养阴。本病的发病过程，常以阴虚燥热开始。随着病情的发展，由最初的气阴两伤，发展为阴阳两虚或以阳虚为主，最后发展为阴竭阳亡等重症。根据疾病发展的阶段及病理因素合理运用清热泻火、健脾益气、益肾填精、活血化瘀等治疗方法。

1.注意消渴饮食禁忌 过食肥甘、醇酒炙煿、房劳、恚怒是本病的重要发病因素，因此调节饮食和避免七情内伤，对本病的治疗及发展有重要作用。明代孙一奎《赤水玄珠·消渴》中述"《千金方》云：消渴病宜慎者有三：一忌酒，二忌房劳，三忌咸食及面。能慎此三者，虽不服药，亦可自愈。消渴之人，愈与未愈，常须虑患大痈，必于骨节间忽发痈疽而卒。《内经》云："热中消中，不可服膏粱芳草石药。"药物治疗及饮食控制对本病均有重要的治疗作用，可影响疾病的远期预后。

2.注意以肾为本进行论治 临床上，消渴证治应以肾为本：阴虚火旺者宜滋水清热；病久阴精亏耗较甚者，宜兼补精固下；阴虚及阳，气亦随耗证中，气不摄精者，兼用壮水益气；部分患者素体元阳不足，或年暮病深，命门火衰，蒸化失司者，宜兼温阳暖下，以升摄水气；虚火浮游者，宜兼引火归原。清代程杏轩《医述·杂证汇参》中云："三消一证，古人以上消属肺、中消属胃、下消属肾，而多从火治，是固然矣。以余论之，三焦之火，多有病本于肾，而无不由乎命门者。夫命门为水火之府，凡水亏固能为消为渴，而火亏亦能为消为渴者，何也？盖水不济火，则火不归原，故有火游于肺，而为上消者；有火游于胃，而为中消者；有火烁于肾，而为下消者，是皆真阴不足，水亏于下之证也。又有阳不化气，则水精不布，水不得火，则有降无升，所以直入膀胱，而饮一溲二，以致泉源不滋，天壤枯涸者，是皆真阳不升，火消于下之证也。阴虚之消，治宜壮水，固有言之者；阳虚之消，谓宜补火，则人必不信。不知釜底加薪，氤氲彻顶，槁禾得雨，生意归巅，此无他，皆阳气之使然也。余因消证多虚，难堪剥削，若不求其因，而再伐其生气，则消者愈消，无从复矣。"

四、临床证治经验举例

（一）上消

肺热津伤证

症状：口渴多饮，口舌干燥，尿频量多，烦热多汗，舌边尖红，苔薄黄，脉洪数。

治法：清热泻火，益气生津。

新安方剂：白虎加人参汤。

徐春甫《古今医统大全·消渴门》指出："上消肺也"用白虎加人参汤（知母、石膏、炙甘草、粳米、人参）主之。方中知母、石膏清热生津、泻火润燥；粳米、炙甘草健脾甘润；人参补中益气。

（二）中消

胃热炽盛证

症状：多食易饥，口渴，尿多，形体消瘦，大便干燥，苔黄，脉滑实有力。

治法：清胃泻火，养阴增液。

新安方剂：玉女煎。

程杏轩《医述·杂证汇参》指出："如病在中上者"用玉女煎（生石膏、熟地黄、麦冬、知母、牛膝）。方中生石膏清泻胃火，知母助石膏清胃火；熟地黄甘温滋阴；麦冬滋肾阴；牛膝引血热下行，兼补肝肾。

（三）下消

肝肾阴虚证

症状：尿频量多，混浊如脂膏，或尿甜，腰膝酸软无力，头昏耳鸣，多梦遗精，皮肤干燥，全身瘙痒。舌红少苔，脉细数。

治法：滋养肝肾，益精补血，润燥止渴。

新安方剂：六味地黄丸。

徐春甫《古今医统大全·消渴门》"下焦者"用六味地黄丸（熟地黄、山药、山茱萸、泽泻、茯苓、丹皮）。方中熟地黄滋肾填精；山茱萸养肝益精；山药补脾摄精；茯苓淡渗脾湿；泽泻清泻肾火；丹皮清泻肝火。

思考题

1. 试述新安医家对消渴病因病机的认识。
2. 新安医家对消渴病的治疗原则有何发挥？
3. 试述新安医家对消渴各证的辨证论治经验。

第五节 汗 证

汗证是指由于阴阳失调，腠理不固，而致汗液外泄失常的一系列病症。根据汗出的表现，一般可分为自汗、盗汗、绝汗（又名脱汗）、战汗、黄汗等。本节主要介绍自汗、盗汗两种汗证，其中不因外界环境因素的影响，而白昼时时汗出，动辄益甚者，称为自汗；寐中汗出，醒来自止者，称为盗汗，亦称为寝汗。《丹台玉案·瘵瘵门》中指出："盗汗自汗虚不暇言矣，然均之为汗也，何为而有盗与自之异耶，盖盗汗者，睡去即出，醒来即收，盗之偷窃乘其虚而惟恐人知，故有盗汗之名焉，……自汗者，无睡无醒，自然濡湿，故有自汗之名焉。"

一、病因病机认识

新安医家认为，自汗、盗汗的病因主要有病后体虚、表虚受风、思虑烦劳过度、情志不舒等。其病机主要是阴阳失调，腠理不固，以致汗液外泄失常。

《丹台玉案·瘵瘵门》中指出自汗和盗汗的病位分别在肺、心："盗汗属心，自汗属肺。心神不守故盗汗，肺气不收故自汗，久久不愈令人丧魄。"《医述·杂证汇参》中指出，"病后多汗"认识到病后体虚与汗证的关系。此外，还指出了汗证与情志的关系"故凡大惊大恐，皆能令人汗出。"文中又提出了自汗、盗汗的病因病机："腠理者，卫气之所司也。人以卫气固其表，卫气不固，则表虚自汗而津液为之发泄也，……盗汗属阴虚，阴虚阳必凑之，故阳蒸阴分则血热，血热则液泄而为盗汗也。……所以自汗、盗汗，亦各有阴阳之证，不得谓自汗必属阳虚，盗汗必属阴虚也。"阴阳失调导致汗液外泄均可导致自汗、盗汗。

二、病证鉴别诊断

自汗、盗汗与战汗的鉴别 新安医家对自汗、盗汗与战汗进行了区别，根据临床特点进行鉴别。其中时时汗出，动则益甚者为自汗；寐则汗出，醒来则止者为盗汗；外感热病中，全身战栗而汗出者为战汗。自汗、盗汗主要与阴阳失调、腠理不固等相关，如《古今医统大全·自汗门》中记载："故阴虚阳必凑，发热而自汗，阳虚阴必乘，发厥而自汗，皆阴阳偏胜所致也。"《古今医统大全·盗汗门》中指出"使阴阳调和，水火升降，其汗自止。"《医学心悟·少阳经证》中亦指出："热邪熏灼，腠理开，令人自汗，寒则腠理闭塞而无汗。今汗睡而出，觉而收，是邪将盛于阴，而未深入于阴。"《医宗金鉴·易愈生证》指出战汗是急性病程中的邪正交争："若有如是之生证，忽然口噤不语，烦躁而甚，六脉停伏，宜谨察之，非变凶也，乃邪正交争，生战汗之候，为将愈之兆也。"《医宗金鉴·茯苓四逆汤方》中进一步指出正虚邪实邪正交争通过战汗汗出有利于病情好转："脉浮而紧，邪实也；按之反芤，正虚也；正虚邪实，邪与正争，故发战汗出而解也。"根据汗出病因、发生时间、伴随症状等进行鉴别。

三、治疗原则发挥

新安医家根据证候的不同而治以益气、养阴、补血、调和营卫，实证当清肝泄热，化湿和营；虚实夹杂者，则根据虚实的主次而适当兼顾。

辨明阴阳虚实的基础上酌加固涩敛汗之品，以提高疗效。

由于自汗、盗汗均以腠理不固、津液外泄为共同病变，治疗上酌加麻黄根、浮小麦、糯稻根、五味子、瘪桃干、牡蛎等固涩敛汗之品，可增强止汗的功能。《古今医统大全·盗汗门》中对于阴虚火旺证盗汗提出，"宜补阴降火，当归六黄汤之类是也。"指出了方剂的组成、服用方法以及可以加用固涩之品，"当归、生地黄、熟地黄、黄连、黄芩、黄柏（各一钱）、黄芪（蜜炙，二钱）上水二盏，煎八分服。或加甘草、浮麦、麻黄根。"《医学心悟·自汗盗汗》中强调了加用固涩敛汗之品的重要性，"然风火暑热症，自汗太多，犹恐亡阳，尚当照顾元气，矧在虚寒者乎？是以人参、芪术，为敛汗之圣药。挟寒者，则以附子佐之。轻剂不应，则当重剂以投之，设仍不应，则以龙骨、牡蛎、北五味等收涩之品，辅助而行。或以人参养荣汤，相兼而用。"最后作者指出，"盖补可去弱，涩可固脱，自然之理也。"

四、临床证治经验举例

1.肺卫不固证

症状：汗出恶风，稍劳汗出尤甚，或表现半身、某一局部出汗，易于感冒，体倦乏力，周身酸楚，面色㿠白少华，苔薄白，脉细弱。

治法：益气固表止汗。

新安方剂：玉屏风散。

徐春甫《古今医统大全·自汗门》中指出"治表虚自汗"用玉屏风散（防风、黄芪、白术）。黄芪补气固表；白术健脾益气；佐以防风走表而祛风邪；合黄芪、白术以益气散邪。

2.心血不足证

症状：自汗或盗汗，心悸少寐，神疲气短，面色不华，舌质淡，脉细。

治法：健脾养心，益气补血。

新安方剂：归脾汤。

吴谦《医宗金鉴·删补名医方论》中指出可以用归脾汤（人参、龙眼肉、黄芪、白术、木香、当归、酸枣仁、远志、茯神、生姜、大枣、炙甘草）治疗心血不足所致的盗汗。方中黄芪益气补脾；龙眼肉养心安神；人参、白术补脾益气；当归补血养心；茯神、酸枣仁、远志宁心安神；木香理气醒脾；生姜、大枣调和营卫；炙甘草补气调中。

3.阴虚火旺证

症状：夜寐盗汗，或有自汗，五心烦热，或兼午后潮热，两颧色红，口渴，舌红少苔，脉细数。

治法：滋阴清热，固表止汗。

新安方剂：当归六黄汤。

吴谦《医宗金鉴·删补名医方论》中指出"治阴虚有火，令人盗汗者"用当归六黄汤（当归、生地黄、熟地黄、黄芪、黄芩、黄连、黄柏）。方中当归、生地黄、熟地黄养血滋阴；黄芩清上焦火；黄连清中焦火；黄柏泻下焦火；黄芪固表益气。全方滋阴生津、清热止汗。

4.邪热郁蒸证

症状：蒸蒸汗出，汗黏，汗液易使衣服黄染，面赤烘热，烦躁，口苦，小便色黄，舌苔薄黄，脉象弦数。

治法：淡渗利尿，清心安神。

新安方剂：辰砂五苓散。

徐春甫《古今医统大全·自汗门》中指出"治湿热自汗"用辰砂五苓散（白术、茯苓、猪苓、泽泻、肉桂、朱砂）。方中茯苓、猪苓、泽泻、白术健脾利水渗湿；肉桂温阳化气、外散表邪；朱砂安神定志。

思 考 题

1.新安医家对自汗、盗汗的辨证要点和治疗原则有何发挥？

2.试述新安医家对自汗、盗汗的辨证论治经验。

第六节　内伤发热

内伤发热是指以内伤为病因，脏腑功能失调、气血阴阳亏虚为基本病机的以发热为主要表现的病证。临床上多表现为低热，但有时也可出现高热，某些患者仅自觉发热或五心烦热，而体温并不升高，亦属于内伤发热的范畴。内伤发热一般起病较缓，病程较长。清代程国彭《医学心悟·火字解》中提到："外火：风、寒、暑、湿、燥、火及伤热饮食贼火也。贼可驱而不可留。内火：七情色欲，劳役耗神，子火也。子可养而不可害。"将病理因素分为内火和外火。

一、病因病机认识

新安医家认为，久病体虚、饮食劳倦、情志失调、外伤出血等原因均导致脏腑功能失调，阴阳失衡是内伤发热的主要病机。

《古今医统大全·内伤门》指出伤食可导致内热："夫饮食不节，则胃病。胃病则气短神少而生大热，有时火上行，独燎其面。《黄帝针经》云："面热者，足阳明病。胃既病，则脾无所禀受；脾为死阴，不主时也，故亦从而病焉。"又如清代罗美《古今名医汇粹》中"若夫饮食劳倦，内伤乎元气，此真阳下陷，内生虚热。""又若劳心好色，内伤真阴，阴血既伤，则阳气偏胜而变为火矣，是为阴虚火旺痨瘵之证。""又有暑月伤夏之病，虽属外感，却类内伤，与伤寒大异。""又有因时暑热，而过食冷物，以殄其内；或过取凉风，以伤其外。""凡此数证，外形相似，而时有不同，治法多端，而不可或谬。盖外感之与内伤，寒病之与热病，气虚之与血虚，如冰炭相反，治之若差，则轻病必重，重病必死矣，可不谨哉。"

二、病证鉴别诊断

内伤发热应与外感发热相鉴别　内伤发热多由内因引起，起病缓慢，病程较长，症状多以低热为主，或仅自觉发热，其热时作时止，发无定时，大多发热而不恶寒，或恶寒但得衣被则减；外感发热病因多为感受外邪，发病较急，病程较短，发热同时常伴有恶寒，起病初期常有头痛、鼻塞、脉浮等表证，其恶寒虽得衣被而不减，外邪不除发热不退。《古今医统大全》中指出，"暨其外伤风寒，六淫客邪，皆有余之病，当泻不当补；饮食失节，中气不足之病，当补不当泻。举世医者皆饮食失节、劳役所伤、中气不足之病证，认作伤寒有余客邪之病，重泻其表，使荣卫之气外绝，其死只在旬日之间。所谓差之毫厘，谬以千里，可不详辨乎？"根据病因、起病急缓、病程、是否有表证等可鉴别。

三、治疗原则发挥

新安医家根据内伤发热的病因对症治疗，总分为虚、实两部分，其中由气郁化火、瘀血阻滞及痰湿停聚所致者属实，予行气、活血、化湿以清其热；由中气不足、血虚失养、阴精亏虚及阳气虚衰所致者属虚，予补益气血阴阳以消其虚火。

1.辨证候之虚实　内伤发热首辨虚实，其多数以虚证居多，根据气虚、血虚、阴虚、阳虚予以对症治疗，而血瘀、气郁、湿阻则为实证，辨虚实对其治疗具有重要的指导作用。《古今医统大全内伤门》中记载，"劳役受病表虚证不可作表实治之""表虚之人，为风寒所遏亦是虚邪犯表，始病一二之间，特与外中贼邪有余之症颇似处，故致疑惑，请医者只于气少、气盛上辨之。其外邪贼邪，必语声高厉而有力；若劳役所伤、饮食不节、表虚不足之病，必短气、气促、懒语，其声困弱而无力，亦易见也。"根据其所属虚实，予以对应治疗。

2.辨病情之轻重　病程长久，热势亢盛，持续发热或反复发作，经治不愈，胃气衰败，正气虚甚，兼夹病证多，均为病情较重的表现；轻症则反之。可以结合病程长短、发热状况、兼见症状、脉舌表现等，辨识内伤发热病情之轻重。

四、临床证治经验举例

1.阴虚发热证

症状：午后潮热，或夜间发热，不欲近衣，手足心热，烦躁，少寐多梦，盗汗，口干咽燥，舌质红，或有裂纹，苔少甚至无苔，脉细数。

治法：滋阴清热，养血除烦。

新安方剂：丹溪大补丸。

汪机《医学原理·热门》曰："阴虚火动"用丹溪大补丸（黄柏、知母、龟甲、熟地黄，上为末，猪髓蜜丸）。方中黄柏、知母清热泻火；熟地黄、龟甲滋阴养血，其中熟地黄填精益髓，龟板育阴潜阳，猪髓以髓养髓，蜂蜜调和诸药。

2.血虚发热证

症状：发热，热势多为低热，头晕眼花，身倦乏力，心悸不宁，面白少华，唇甲色淡，舌质淡，脉细弱。

治法：补气生血。

新安方剂：当归补血汤。

徐春甫《古今医统大全·内伤门》中提出"血虚发热"用当归补血汤（当归、黄芪）。方中黄芪大补脾肺之气，可资气血生化之源；当归养血和营。

3.气虚发热证

症状：发热，热势或低或高，常在劳累后发作加剧，倦怠乏力，气短懒言，自汗易于感冒，食少便溏，舌质淡，苔白薄，脉细弱。

治法：补中益气，升阳举陷。

新安方剂：补中益气汤。

徐春甫《古今医统大全》治"元气下陷发热"用补中益气汤（黄芪、人参、炙甘草、白术、陈皮、当归、升麻、柴胡）。方中黄芪升阳固表、补中益气；人参补脾益肺、生津止渴；白术补气健脾；炙甘草益气补中、缓急止痛；当归补营养血；陈皮理气和胃；升麻、柴胡升阳举陷。

思考题

1.新安医家认为内伤发热的病因病机是什么？

2.新安医家对内伤发热的辨证要点和治疗原则有何认识？

3.新安医家对内伤发热的辨证施治经验如何？

第七节　虚　劳

虚劳是以脏腑功能衰退、气血阴阳不足为主要病机的多种慢性虚弱症候的总称。本病涉及的内容很广，凡禀赋不足，后天失养，病久体虚，积劳内伤，久虚不复等所致的多种以脏腑气血阴阳亏损为主要表现的病证，均属于本病证的范围。清代程林《圣济总录纂要·虚劳门》曰："虚劳之病，因五脏则为五劳，因七情则为七伤。"

一、病因病机认识

新安医家认为，虚劳可由禀赋薄弱、烦劳过度、饮食不节、情志内伤、大病久病、误治失治等多种原因所导致，以气血阴阳亏虚、五脏虚损、久虚不复成劳为基本病机。虚劳的病损主要在五脏，以脾肾为主，病理性质主要为气、血、阴、阳的亏虚。

明代徐春甫《古今医统大全·虚损门》曰："虚为劳伤中气""精夺为虚""虚为阴气不足""虚损病多酒色嗜欲致之"。清代吴澄《不居集》曰："六淫为病，实因于天；外损为言，实因与人。因于天者，如春气温和，夏气暑热，秋气清凉，冬气冷冽，此四时之正气也。"明代孙一奎《赤水玄珠·第十卷·虚怯虚损痨瘵门》指出："虚是气血不足，怯是不能任劳，损是五脏亏损。由虚而至怯至损，皆自渐而深。"指出虚劳病其病因复杂，最终造成元气亏损、脏腑功能衰退、气血生化不足，其病势缠绵。

二、病证鉴别诊断

虚劳与肺痨 新安医家认为，二者均为慢性虚弱性疾病，症状有相似，但肺痨其病因为痨虫侵袭，病位在肺，具有传染性，以肺体受损、肺阴耗伤为病机，主要表现为咳嗽、咳痰、咯血、潮热、盗汗、消瘦等，多见阴虚症候。虚劳则由多种原因导致，一般不具传染性，可由不同病因出现气、血、阴、阳亏损的多种临床症状。明代徐春甫《古今医统大全卷之四十八·虚损门》曰："虚损肉消，咳嗽有热，迁延日久，六脉弦数，则成劳证。"

三、治疗原则发挥

新安医家对虚劳治疗方面以"损者益之""劳者温之"和"形不足者，温之以气；精不足者，补之以味"为基本法则。

1.辨五脏亏虚的不同 在虚劳的辨证方面，新安医家以阴阳气血为纲，五脏虚候为目，《圣济总录纂要·虚劳门》曰："虚劳之病，因五脏则为五劳，因七情则为七伤。劳伤之甚，身体疲极，则为六极。"认为虚劳病需辨明病因、病位。吴谦《医宗金鉴》曰："阳虚外寒损肺经，阴虚内热从肾损，饮食劳倦自脾成，肺损皮毛洒寒嗽，心损血少月经凝，脾损食少肌消泻，肝损胁痛懒于行，肾损骨痿难久立。"程杏轩在《医述》中总结"虚损……口多干渴者，肾水不足，引水自救也；音哑声不出者，由肾气之竭，盖声出于喉而根于肾也；气息喘急者，阴虚肺槁，气无所归也……不眠恍惚者，血不养心，神不能藏也……易生嗔怒，或筋急酸痛者，水亏木燥，肝失所资也；饮食不甘，肌肉渐削者，脾元失守，化机日败也；心下跳动，怔忡不息者，气不归精也……多痰或如清水，或多白沫者，水泛为痰，脾虚不能制水也；骨痛如折者，肾主骨，真阴败竭也；腰胁痛者，肝肾虚也；膝下冷者，命门衰绝，火不归原也。"均根据五脏受损呈现症状不一来辨证治疗。

2.辨兼夹病证的有无 《赤水玄珠·虚怯虚损痨瘵门》中指出："治虚损之症，再要识得利害。丹溪云：脉数而无力者难治；大肉脱甚者难治；肺胀郁遏不得眠者难治。形瘦脉大胸中多气者，死；泻而加汗者，死；热不为汗衰者，死；不为泄减者，死；嗽而下泄上喘者，死；股肉全消者，死。左不得眠者，肝胀；右不得眠者，肺胀。又，嗽而喉疼声哑，粪门瘘疮者，死。皆不治之症。"又如明代徐春甫《古今医统大全·虚损门》曰："损其肺者益其气；损其心者调其荣卫；损其脾者调其饮食，适其寒温；损其肝者缓其中；损其肾者益其精。"由此可见，在虚劳病的辨证治疗方面，辨气血阴阳、病位很重要，同时辨明是否兼夹病证，对症加减药物，予以不同疗法，此具有鲜明学术特点，值得后世学者深思借鉴。

四、临床证治经验举例

（一）气虚

主症：面色㿠白或萎黄，气短懒言，语声低微，头昏神疲，肢体无力，舌苔淡白，脉细软弱。

1.肺气虚证

症状：咳嗽无力，痰液清稀，短气自汗，声音低怯，时寒时热，平素易于感冒，面白，舌淡，脉弱或沉细。

治法：健脾益气，敛肺止咳。

新安方剂：紫菀散。

孙一奎《赤水玄珠》中指出："肺虚呼吸少气"以紫菀散治之（木香、人参、白术、紫菀、川芎）。方中木香行气健脾；人参、白术补元气、益脾肺、生津血；紫菀润肺下气、化痰止咳；川芎活血行气。

2.心气虚证

症状：心悸，气短，劳则尤甚，神疲体倦，自汗，面色淡白，舌淡苔白，脉虚弱。

治法：益气养心，宁心安神。

新安方剂：人参养营汤。

孙一奎《赤水玄珠》中指出："凡心虚者"可用人参养营汤治疗（人参、白术、茯苓、甘草、当归、熟地黄、白芍、肉桂、黄芪、陈皮、远志、五味子、生姜、大枣）。方中人参、黄芪、白术、茯苓、甘草补益气血、助阳生阴长；人参、黄芪、五味子亦可补肺；陈皮、甘草、茯苓、白术可健脾；当归、熟地黄、白芍养肝血、滋肾阴；肉桂鼓动气血生长；远志、五味子养心安神；生姜、大枣调和脾胃。

3.肾气虚证

症状：神疲乏力，腰膝酸软，小便频数而清，白带清稀，舌质淡，脉弱。

治法：补中气，补肾阳，补肾填精。

新安方剂：八味地黄丸加减。

孙一奎用八味地黄丸去附子，加鹿茸、五味子（熟地黄、山茱萸、茯苓、丹皮、泽泻、肉桂、山药、鹿茸、五味子）。方中熟地黄、山茱萸、山药补益肝肾、养血健脾；丹皮清热凉血、活血化瘀；茯苓、泽泻渗湿利水、益脾和胃；肉桂、鹿茸、五味子温阳填精。

（二）血虚

血虚证

症状：面色淡黄或淡白无华，唇、舌、指甲色淡，头晕眼花，肌肤枯槁，舌质淡红苔少，脉细。

治法：补血和血。

新安方剂：四物汤。

徐春甫《古今医统大全》中"血虚荣弱"用四物汤（当归、熟地黄、川芎、芍药）。方中当归补血养肝；熟地黄滋阴补血；芍药养血柔肝和营；川芎活血行气、畅通气血。此方药补而不滞、滋而不腻、养血活血、调和营血。

（三）阴虚

肾阴虚证

症状：腰酸，遗精，两足痿弱，眩晕，耳鸣，甚或耳聋，口干，咽痛，颧红，舌红，少津，脉沉细。

治法：滋阴降火。

新安方剂：大补阴丸。

汪机《医学原理》指出"阴虚生内热者"用大补阴丸（熟地黄、知母、黄柏、龟甲、猪髓、蜂蜜）。方中熟地黄、龟甲、猪髓滋肾益精、以髓填髓；黄柏、知母滋阴润燥、清心除烦；蜂蜜调和药性。

（四）阳虚

心阳虚证

症状：心悸，自汗，神倦嗜卧，心胸憋闷疼痛，形寒肢冷，面色苍白，舌淡或紫暗，脉细弱或沉迟。

治法：温通心阳，益气祛寒。

新安方剂：参附汤。

徐春甫《古今医统大全》"治阳不足"用参附汤（人参、附子、生姜）。方中人参大补元气、益气固脱；附子回阳救逆、补火助阳、散寒止痛；生姜温里驱寒。

思考题

1. 新安医家对虚劳的诊断要点有何认识？
2. 试述虚劳与肺痨及一般虚证的鉴别要点。
3. 试述新安医家对虚劳各证的辨证施治经验。

第七章　肢体经络病证

经络是机体内的一种体系，由经脉和络脉组成。经脉纵行人体上下，沟通脏腑表里；络脉横行经脉之间，交错分布在全身各处。经络在人体，内联五脏六腑，外络四肢百骸，是沟通内外，联系上下，运行气血，输布营养，维持机体生命活动的网络系统。经络与脏腑、骨骼、筋脉、肌表等有机相联，既是躯体各部的联络系统，运行气血的循环系统，主束骨而利关节的运动系统，又是疾病传变的反应系统，抗御外邪的防卫系统。在病理状态下，经络受邪，痹阻不通；脏腑戕伤，脉络受病，均可导致疾病的发生。

肢体经络病证是由于外感或内伤等因素，导致机体病变，出现肢体经络相关症状，甚或肢体功能障碍、结构失常的一类疾病。肢体即四肢和外在的躯体，与经络相连，具有防御外邪，保护内在脏腑组织的作用，在生理上以通利为顺，在病理上因瘀滞或失养而为病。

依据肢体经络的生理功能和病机变化特点，新安医家认为肢体经络病证涉及范围较广，本章仅就痹证、痿证、腰痛展开讨论。

第一节　痹　证

痹病指风、寒、湿、热等外邪侵袭人体，痹阻经络，气血运行不畅所导致的肢体障碍，以肌肉、筋骨、关节发生疼痛、麻木、重着、屈伸不利，甚至关节肿大灼热为主要临床表现的病证。

新安医家认为"四时之令皆能为邪，五脏之气俱能受病。"并从正虚、痰瘀等角度进一步阐发痹证的病因病机，在辨证论治、用药经验等方面都有所发挥。

一、病因病机认识

新安医家认为，素体虚弱，正气不足，腠理不密，卫外不固，感受风寒湿热之邪，而致关节经络痹阻不通是痹症的主要病因病机。除此之外，四时之令皆能为邪，五脏之气俱能受病。且痹证日久不愈，气血运行不畅日甚，瘀血痰浊内生；病久耗伤气血而致气血亏虚；复感于邪，病邪由经络内及脏腑；是痹证常见的病机转化。

罗美在《内经博议·厥逆痹病第五》中指出："其风寒湿三气每各以时而遇。冬气在骨，以冬遇为骨痹；春气在筋。以春遇为筋痹……""凡七情过用，则亦能伤脏气而为痹，不必三气入舍于其合也。"再如汪文绮《杂证会心录·痛痹》所说："盖风自内动，湿热内生者，属阴虚而有火，表之、清之，症变虚损者居多。寒自内发，寒湿内生者，属阳虚无火，表之、消之，症变中风者居多。"痹证初病属实，久病必耗伤正气而虚实夹杂，伴见气血亏虚，肝肾不足的证候。

二、病证诊断鉴别

1.强调痹证与痿证、中风等的鉴别诊断 《医宗金鉴·杂病心法要诀》指出："然痿病两足痿软不痛，痹病通身肢节疼痛。但观古人治痿，皆不用风药，则可知痿多虚，痹多实，而所因有别也。"

《医述·杂证汇参》中论述："阳邪在阳分，是即伤寒、中风之属也。故病在阳者命曰风……阴邪直走阴分，即诸痹之属也。故病在阴者命曰痹。"

2.注意五痹与脏腑痹之间的转化 《医宗金鉴·杂病心法要诀》指出："久病皮痹，复感于邪，见胸满而烦喘咳之证，是邪内传于肺，则为肺痹也。久病骨痹，复感于邪，而见腹胀，尻以代踵，足挛不伸，脊以代头，伛偻不直之证，是邪内传于肾，则为肾痹也。久病肌痹，复感于邪，而见呕涎心下痞硬，四肢懈堕之证，是邪内传于脾，则为脾痹也。久病脉痹，复感于邪，而见心烦，心悸，嗌干，噫气，有时则恐之证，是邪内传于心，则为心痹也。久病筋痹，复感于邪，而见喜饮小便数多，夜卧则惊，太息之证，是邪内传于肝，则为肝痹也。久痹不已复感于邪，脏实不受而传腑者，凡见喜饮小便秘，不胀则泻，不泻则胀之证，是邪内传于大小肠，则为肠痹也。凡见少腹胞中，按如沃汤状而痛，小便秘涩，鼻流清涕之证，是邪内传于膀胱，则为胞痹也。三焦之痹附于膀胱，从水道也。胃痹附于大、小二肠，从传化也。胆为清净之腑，不受痹邪，故曰无忧也。"

三、治疗原则发挥

本病为邪气痹阻经络，气血运行不畅所致，故祛邪活络、缓急止痛为本病的治疗原则。

1.邪气有偏盛，治法有偏重 新安医家在临证时遵照三气致病说，根据邪气的偏盛不同，分别采用不同的治法。《医学心悟·痹鹤膝风》指出"治行痹者，散风为主，而以除寒祛湿佐之，大抵参以补血之剂，所谓治风先治血，血行风自灭也。治痛痹者，散寒为主，而以疏风燥湿佐之，大抵参以补火之剂，所谓热则流通，寒则凝塞，通则不痛，痛则不通也。治着痹者，燥湿为主，而以祛风散寒佐之，大抵参以补脾之剂盖土旺则能胜湿，而气足自无顽麻也。"

2.新邪宜急散，宿邪宜缓攻 新安医家根据"初病在经、久则入络"的理论，在痹证的治疗中提出"新邪宜急散，宿邪宜缓攻"的原则。对于宿痹和痹伏筋骨者，采用搜剔缓攻法。叶天士《临证指南医案·痹证按语》强调："风湿客邪，留于经络，上下四肢流走而痛，邪行触犯，不拘一处，古称周痹。且数十年之久，岂区区汤散可效。凡新邪宜急散，宿邪宜缓攻。"

痹证日久则易出现气血亏虚、肝肾不足等正气虚损之候。正如汪文绮《杂症会心录·痛痹》所言："况痹者闭也，乃脉络涩而少宣通之机，气血凝而少流动之势，治法非投壮水益阴，则宜补气生阳，非急急于救肝肾，则倦倦于培补脾土，斯病退而根本不摇也。"

3.祛邪不伤正，扶正不留邪 新安医家强调在祛邪的同时，应根据体虚的情况，予以扶正。经曰："邪入于阴则痹，正谓此也。是以治痹之法，最宜峻补真阴，使血气流行，则寒邪随去。若过用风湿痰滞等药而再伤阴气，必反增其病矣。"叶天士强调："医者但执风寒湿三邪合成为痹，不晓病随时变之理，羌、防、葛根，再泄其阳，必致增剧矣，焉望痛缓。"

《临证指南医案·痹证按语》曰"有经脉受伤，阳气不为护持而为痹者，以温养通补，扶持生气为主……有肝阴虚，疟邪入络而为痹者，以咸苦滋阴，兼以通逐缓攻为主……有肝胃虚滞而成痹者，以两补厥阴阳明为治……有血虚络涩，及营虚而成痹者，以养营养血为主"

四、临床证治经验举例

1. 行痹

症状：肢体关节、肌肉酸痛，上下左右关节游走不定，但以上肢为多见，以寒痛为多，亦可轻微热痛，或见恶风寒，舌苔薄白或薄腻，脉多浮或浮紧。

治法：祛风通络，散寒除湿。

新安方剂：蠲痹汤加防风。

程国彭在《医学心悟·痹鹤膝风》中认为"治行痹者，散风为主，而以除寒祛湿佐之，大抵参以补血之剂，所谓治风先治血，血行风自灭。"推荐用蠲痹汤加防风〔羌活、独活、肉桂、秦艽、当归、川芎、甘草（炙）、海风藤、桑枝、乳香、木香、防风〕治疗。方中羌活祛风湿，止痛，善入足太阳膀胱经，以除头项肩背之痛见长；独活入肾经，性善下行，尤以腰膝、腿足关节疼痛属下部寒湿者为宜，两药同用配以秦艽、防风、海风藤、桑枝祛湿通络，伍当归、川芎、肉桂活血温经，以散寒湿除痹痛；乳香、木香理气除湿止痹；炙甘草调和诸药。

2. 痛痹

症状：肢体关节疼痛较剧，痛有定处，得热痛减，遇寒痛增，关节不可屈伸，局部皮色不红，触之不热。

治法：温阳通脉，祛风除湿。

新安方剂：枸杞松节酒方。

寒湿入络而成痹者，属痛痹也。叶天士在《临证指南医案·痹证》中指出"当以微通其阳，兼以补通为主。"用枸杞松节酒方（当归、枸杞子、虎骨、松节、川芎、狗脊、萆薢、牛膝、淫羊藿、檀香泥、茄根、沙苑。火酒、醇酒各半，浸七日）。方中以淫羊藿、虎骨温肾壮骨，沙苑、枸杞子、狗脊、牛膝益肾强筋，当归、川芎、茄根养血祛风通络，松节、萆薢祛风湿，檀香泥散寒理气止痛，佐火酒、醇酒以加重行血通经之力。本方为药酒，对肾虚而气血痹痛者便于久服取效，是健肾强筋通痹的良方。

3. 湿痹

症状：症见肢体关节重着，酸痛，或有肿胀，痛有定处，手足沉重，活动不便，肌肤麻木不仁。

治法：温阳通脉，祛风除湿。

新安方剂：白术附子方。

叶天士在《临证指南医案·痹证》中指出"湿痹，脉络不通，用苦温渗湿小效，但汗出形寒泄泻，阳气大伤，难以湿甚生热例治，通阳宣行以通脉络，生气周流，亦却病之义也。"用白术附子方（白术、附子、狗脊、薏苡仁、茯苓、萆薢）治疗。方中以附子散寒除湿；白术、薏苡仁、茯苓健脾祛湿；萆薢、狗脊祛风湿而利痹。全方有通阳宣行、温散寒湿之功。

4.热痹

症状：痹痛游走，肿痛酸楚，虽汗不解，脉数或右大者，皆热痹之候也。

治法：清热通络，祛风除湿。

新安方剂：桂枝羚角方。

热痹由风湿化热，或湿热痹阻。叶天士在《临证指南医案·痹证》中指出"当治以祛风清热、通痹消肿"用桂枝羚角方（桂枝、羚羊角、杏仁、天花粉、防己、桑枝、海桐皮、片姜黄）治疗。方中以桂枝散风寒以通经；羚羊角清内热以熄风；杏仁、天花粉化湿而不伤阴；防己、桑枝、海桐皮、片姜黄祛风通痹而利关节；现羚羊角可用它药代替，热甚者，代以生石膏或寒水石，热不甚者，则以银花、连翘替之。

5.痰瘀痹阻

症状：痹症日久者，疼痛时轻时重，关节肿大，甚或强直畸形，屈伸不利，舌质紫黯，苔白腻，脉细涩，痰瘀互结故也。

治法：化痰行瘀，蠲痹通络。

新安方剂：二陈汤加减。

《孙文垣医案·卷四》治疗"右肩筋搐肿痛，夜尤甚"用二陈汤加减（半夏、陈皮、茯苓、甘草、当归、川芎、酒芩、白僵蚕、羌活、秦艽、威灵仙）。方中半夏辛温性燥，善能燥湿化痰，且又和胃降逆；陈皮既可理气行滞，又能燥湿化痰；茯苓健脾渗湿，渗湿以助化痰之力，健脾以杜生痰之源；当归、川芎活血化瘀；黄芩清热燥湿；白僵蚕祛风止痛；羌活、秦艽、威灵仙祛风湿；甘草调和诸药。

6.尪痹

症状：痹症日久，除外邪痹阻经络关节之外，常出现气血不足、肝肾亏虚的症状，称之为尪痹。

治法：祛邪扶正，攻补兼施。

新安方剂：独活寄生汤。

徐春甫在《古今医统大全·药方》中治"肝肾虚弱，风湿内攻，两足弱，痿痹挛痛"推荐独活寄生汤［独活、桑寄生、杜仲（炒）、细辛、牛膝、秦艽、茯苓、芍药、肉桂、川芎、防风、甘草（炙）、人参、当归、熟地黄］。方中用独活、桑寄生祛风除湿，养血和营，活络通痹为主药；牛膝、杜仲、熟地黄补益肝肾，强壮筋骨为辅药；川芎、当归、芍药补血活血；人参、茯苓、甘草益气扶脾，均为佐药，使气血旺盛，有助于祛除风湿；又佐以细辛以搜风治风痹，肉桂祛寒止痛，使以秦艽、防风祛周身风寒湿邪。各药合用，是为标本兼顾，扶正祛邪之剂。

思考题

1.新安医家认为痹证的病因病机是什么？

2.新安医家对痹证的治疗原则有哪些发挥？

第二节　腰　痛

腰痛是因感受外邪，或跌仆闪挫、或肾虚引起的腰部气血运行不畅，或失于濡养，表现为以腰部一侧或者两侧疼痛为主要症状的一类病证。腰痛一症，不得不以肾为主病，然有内因外因不内外因之别。"六气乘虚而外入，七情所感而内伤……皆使气停血滞，宜当审分其所因而治之。"

一、病因病机认识

新安医家认为，腰为肾之府，为肾之精气所濡养，故内伤不外乎肾虚；外邪以湿性黏滞，最为痹着腰部，故外感离不开湿邪为患；或跌仆扭伤，而致腰部经络气血运行不畅，瘀血留着是腰痛的主要病因病机。

程杏轩曰："凡病腰痛者，多由真阴不足，最宜培补肾气为主。"程国彭在《医学心悟·腰痛》中指出："腰痛，有风、有寒、有湿、有热、有瘀血、有气滞、有痰饮，皆标也。"徐春甫在《古今医统大全·腰痛门》中指出："失志伤肾，郁怒伤肝，忧思伤脾，皆致腰痛者，以肝肾同系脾胃表里，脾滞胃闭最致腰痛……此属内因。"

二、病证鉴别诊断

1.腰痛应注意与背痛、尻痛、胯痛等相鉴别　腰痛是指腰背及其两侧部位的疼痛，背痛为背脊以上部位疼痛，尻痛是尻骶部位的疼痛，胯痛则是指尻尾以下及两侧胯部的疼痛。疼痛的部位不同，可以区别。临证之时，腰痛还应与肾痹相鉴别，肾痹是指腰背强直弯曲，不能屈伸，行动困难，多由于骨痹日久发展而成。

2.与淋证相鉴别　淋证中的热淋、石淋常伴有腰痛，但必伴有小便频急、短涩量少或小便中带血等症状，可与本病鉴别。

三、治疗原则发挥

腰痛分虚实论治，虚者以补肾壮腰为主，兼调养气血；实者祛邪活络为要，针对病因，施之以活血化瘀，散寒除湿，清泻湿热等法。虚实兼夹者，分清主次，标本兼顾治疗。

1.分辨表里虚实寒热　程国彭在《医学心悟·腰痛》中指出："腰痛拘急，牵引腿足，脉浮弦者，风也；腰冷如冰，喜得热手熨，脉沉迟，或紧者，寒也，并用独活汤主之。腰痛如坐水中，身体沉重，腰间如带重物，脉濡细者，湿也，苍白二陈汤加独活主之……若因闪挫跌扑，瘀积于内，转侧若刀锥之刺，大便黑色，脉涩，或芤者，瘀血也，泽兰汤主之。走注刺痛，忽聚忽散，脉弦急者，气滞也，橘核丸主之。腰间肿，按之濡软不痛脉滑者，痰也，二陈汤加白术、萆薢、白芥子、竹沥、姜汁主之。腰痛似脱，重按稍止，脉细弱无力者，虚也，六君子汤加杜仲、续断主之。若兼阴冷，更佐以八味丸。"

2.分经论治　徐春甫在《古今医统大全·腰痛门》中指出："腰痛上寒不可顾，取足太阳阳明。腰痛上热，取足厥阴。不可以俯仰，取足少阳。东垣云：足之三阳从头走足，足之三阴从足入腹，经所过处皆能为痛，治之者，当审其何经所过分野，循其孔穴而刺之，审其寒热而药之。假令足太阳，令人腰痛引项脊尻皆如重状，刺郄中、太阳二经出血，余皆仿此。"

3.气虚作痛当补，火聚下焦当清　罗美在《古今名医汇粹·腰痛》指出："丹溪云：诸腰痛，不可用参补气，亦不可峻用寒凉。此言未当。盖凡劳伤虚损而阳不足者，多有气虚之证，何为参不可用？又如火聚下焦，痛极不可忍者，速宜清火。而热不甚，不宜过用寒凉者有之；或虚中挟实，不宜参者亦有之。概谓不可用寒凉，岂其然乎？"

四、临床证治经验举例

1.寒湿腰痛

症状：身体沉重，腰痛面色萎黄，腰部冷痛重着，转侧不利，逐渐加重。静卧痛不减，遇阴雨天则加重。苔白腻，脉沉而迟缓。

治法：散寒除湿，温经通络。

新安方剂：摩腰膏。

徐春甫在《古今医统大全·肾着候》治"寒湿腰痛"用摩腰膏（附子、乌头附子尖、胆南星、干姜、雄黄、樟脑、丁香、麝香）。方中重用附子、乌头附子尖大热之品以温经通络、祛风寒湿，干姜温经散寒，丁香以温肾阳，胆南星祛除经络痰结，雄黄燥湿祛痰，麝香、樟脑芳香走窜，挟诸药直达病所。合方共奏祛风寒湿、温经通络之功。

2.湿热腰痛

症状：腰髋弛痛，牵掣拘急，痛处伴有热感，每于夏季或腰部着热后痛剧，遇冷痛减，口渴不欲饮，尿色黄赤，或午后身热，微汗出，舌红苔黄腻，脉濡数或弦数。

治法：清热利湿，舒筋活络。

新安方剂：苍白二陈汤。

程国彭在《医学心悟·腰痛》中指出："若腰重疼痛，腰间发热，痿软无力，脉弦数者，湿热也，恐成痿症，前方加黄柏主之"用苍白二陈汤（半夏、陈皮、茯苓、苍术、白术、黄柏、甘草）治疗。方中半夏辛温性燥，善能燥湿化痰，且又和胃降逆；陈皮既可理气行滞，又能燥湿化痰；茯苓健脾渗湿，渗湿以助化痰之力，健脾以杜生痰之源；苍术苦温燥湿；白术燥湿利水；黄柏苦寒清下焦之热，湿热清，则腰脊强，疼痛可愈；甘草健脾和中，调和诸药。

3.瘀血腰痛

症状：因闪挫跌扑，瘀积于内，转侧如刀锥之刺，痛处固定，或胀痛不适，或痛如锥刺，日轻夜重，或持续不解，活动不利，甚则不能转侧，痛处拒按，面晦唇暗，舌质隐青或有瘀斑，或大便黑色，脉涩，或芤者。

治法：活血化瘀，理气止痛。

新安方剂：调荣活络汤。

程杏轩在《医述·杂证汇参·腰腿痛》中记载："死血腰痛，转动若锥刀之刺，大便色黑，日轻夜重"宜用调营活络汤（大黄、牛膝、赤芍、当归、杏仁、羌活、生地黄、红花、川芎、桔梗）。方中当归、川芎、红花活血化瘀、疏通经脉；牛膝活血祛瘀，引血下行，并能强壮腰肌；羌活祛风湿、止痛；大黄、赤芍祛瘀止痛；生地黄养阴生津；桔梗祛痰；杏仁润肠；诸药合用，可使瘀祛络通，腰痛止。

4.肾虚腰痛

症状：腰痛以酸软为主，喜按喜揉，腿膝无力，遇劳则甚，卧则减轻，常反复发作。偏阳虚者，则少腹拘急，面色㿠白，手足不温，少气乏力，舌淡脉沉细；偏阴虚者，则心烦失眠，口燥咽干，面色潮红，手足心热，舌红少苔，脉弦细数。

治法：偏阳虚者，宜温补肾阳；偏阴虚者，宜滋补肾阴。

新安方剂：凡肾水真阴虚，宜当归地黄饮，及左右归丸；若病稍轻，或痛不甚，虚不甚者，青蛾丸、煨肾丸、补髓丹、通气散。

罗美在《古今名医汇萃·腰痛》中指出："腰痛之虚症，十居八九。但察既无表邪，又无湿热，而或年衰劳苦，或酒色斫丧，或七情忧郁所致者，悉属真阴虚症。凡虚证之候，形色必青白，间或见黧黑；脉息必和缓，而或细微；或行立劳动更甚，而卧息少可。盖积而渐至者皆不足，暴而痛甚者多有余，治宜辨之。凡肾水真阴虚，宜当归地黄饮，及左右归丸；若病稍轻，或痛不甚，虚不甚者，青蛾丸、煨肾丸、补髓丹、通气散。"

思考题

1.新安医家认为腰痛的病因病机是什么？

2.新安医家对腰痛的治疗原则有哪些发挥？

第三节　痿　证

痿证是指肢体筋脉弛缓，软弱无力，日久不能随意运动而致肌肉萎缩的一种病证，又称为"痿躄"。新安医家禀子和、丹溪之说，将风、痹、厥、痿鉴别，将痿证单列成章，力纠"风痿混同"之弊。

早期新安医家认为本病的主要病机是"肺热叶焦"。后世新安医家又有发挥，如邹滋九在《临证指南医案·痿》中指出：本病为肝肾肺胃四经之病，说明四脏气血精津不足是造成痿证的直接因素。并根据不同病机提出清营热、熄内风，甘寒清热，解毒宣行，填补精髓的不同治法。

一、病因病机认识

新安医家认为，肺热叶焦、湿热浸渍、肝肾不足、脾胃虚弱是痿证的主要病因病机，但若有感发，必因所挟而致。有湿热者、有痰湿者、有气虚者、有血虚者、有阴虚者、有死血者、有食积妨碍升降道路者。病位在筋脉肌肉，与肝肾脾胃关系密切。

罗美在《内经博议·述病部下》中指出："痿为五脏皆有之症，热伤血脉，则皆能发为皮毛血脉肌肉骨髓之痿，然其证必以肺为主，肺为一身元气之主，而职行治节，苟金清而气行，则一身之皮血筋肉骨皆得其宜，何痿之有。"邹滋九在《临证指南医案·痿》中认为："夫痿症之旨。不外乎肝肾肺胃四经之病。"程杏轩在《医述·杂证汇参》中指出："湿热痿者，因于雨湿浸淫，以致邪气蒸脾，流于四肢……湿痰痿者，因于肥盛之人，血气不能运动其痰，以致湿痰内停，客于经脉……气虚痿者，因于饥饿劳倦，脾胃气虚，百骸溪谷，皆失所养……凡人病后手足痿弱者，皆属气虚……血虚痿者，凡产后及诸失血后，面色萎黄，手足无力，不能行动者是也。阴虚痿者，由于酒色过度，下焦阴火燔灼筋骨，以致腿膝痿，行步艰难……血瘀痿者，或产后恶露流于腰膝，或跌扑损伤，积血不消，四肢因而不运……食积痿者，因于饮食太过，妨碍道路，以致升降失常，脾气不得运于四肢，手足痿弱。"《临证指南医案·痿》强调本病为"肝肾肺胃四经之病"。

二、病证诊断鉴别

1.强调痿证与痹证的鉴别诊断　痿证多虚，痹证多实；经热则痹，络热则痿；邪中于经则痹，邪中于络则痿。吴谦在《医宗金鉴·杂病心法要诀·痿痹辨似》中指出："痿痹之证，今人多为一病，以其相类也。然痿病两足痿软不痛，痹病通身肢节疼痛。但观古人治痿，皆不用风药，则可知痿多虚，痹多实，而所因有别也。"

2.强调痿证与厥证、中风等的鉴别诊断　罗美在《古今名医汇粹·论集》中指出："痿自痿，厥自厥，本是二病。然痿者必至于厥，厥者必至于痿，究竟同一病也。但肝气失恃，则痿病先见；筋脉未倾，则厥病先见耳。肝病则筋失所养，如其夙有筋患，不觉忽然而痿矣。"并在《古今名医汇粹·诸痹门》中强调风、痿之别："痛则为风，不痛则为痿。经曰：痛则为实，不痛则为虚，曰风曰痿，虚实二者而已。东垣曰：气盛病盛，气衰病衰。何则？人之气血充实，而风寒客于经络之间，则邪正交攻，而疼痛作矣。人之气血虚弱，而痰火起于手足之内，则正不胜邪，而痿痹作矣。"

三、治疗原则发挥

1.治痿独取阳明——补脾胃、清胃火、祛湿热　吴谦在《医宗金鉴·杂病心法要诀》中指出："胃家无病，虽有肺热，惟病肺而不病痿也。是知病痿者，胃家必有故也。或湿热，或积热，或湿痰，不论新久，若胃壮能食，当先审证攻之。胃有湿痰，用控涎丹攻之。有湿热者，用小胃丹攻之。有积热者，用三承气汤攻之。此治胃壮能食之法也。若胃弱饮食减少，气血津液不足，当先以补养脾胃为主。"

2.泻南补北——滋肾阴、清内热　程国彭在《医学心悟·痿》中指出："泻南方，则肺金不受刑，补北方则心火自下降，俾西方清肃之令下行，庶肺气转清，筋脉骨肉之间，湿热渐消而痿可愈也。"泻南方，则肺金清而东方不实，何脾伤之有？补北方，则心火降而西方不虚，何肺热之有？阳明实则宗筋润，能束骨而利机关矣。治痿之法，无出于此。

3.分属五脏，各补其营　程杏轩在《医述·杂证汇参》中指出："《内经》皮、肉、筋、骨、脉五痿，既分属五脏，然则独取阳明，只可治脾、肺、皮、肉之痿。若肝之筋痿，心之脉痿，肾之骨痿，受病不同，岂可仅取阳明而已乎？故治筋痿宜养其肝，脉痿宜益其心，骨痿宜滋其肾，未可执一而论。《经》云：各补其营而通其俞，调其虚实云云。可见治痿之法，不专于阳明也。"

4.补虚为本，兼除所挟 徐春甫在《古今医统大全·痿证门》中指出："痿为气血虚，主于补养。补其气以实脾土，则四肢运用，而筋有所滋则肺清；养其血以润燥，则宗筋束骨而利机关，何痿病之有？……有兼痰积者，有湿多者，有热多者，有湿热相半者，有挟气者，临病制方，其善于治痿者乎。因湿热者，用东垣健步丸加燥湿药，降火之剂，黄柏、黄芩、苍术之类，或用二陈汤加苍术、白术、黄柏、黄芩，入竹沥、姜汁。"

四、临床证治经验举例

1.肺热津伤证
症状：病起发热之时，或热退后突然肢体软弱无力，皮肤枯燥，心烦口渴，咽干咳呛少痰，小便短少，大便秘结，舌红苔黄，脉细数。

治法：养阴润燥、清热生津。

新安方剂：仲景麦门冬汤。

叶天士在《临证指南医案·肺痿》中指出："口吐涎沫，不能多饮汤水，面色少华，五心多热，而足背浮肿"宜用仲景麦门冬汤（麦门冬、半夏、人参、甘草、粳米、大枣）。方中重用麦冬为君，甘寒清润，既养肺胃之阴，又清肺胃虚热。人参益气生津为臣。佐以甘草、粳米、大枣益气养胃，合人参益胃生津，胃津充足，自能上归于肺，此正"培土生金"之法。肺胃阴虚，虚火上炎，不仅气机逆上，而且进一步灼津为涎，故又佐以半夏降逆下气，化其痰涎，虽属温燥之品，但用量很轻，与大剂麦门冬配伍，则其燥性减而降逆之用存，且能开胃行津以润肺，又使麦门冬滋而不腻，相反相成。甘草能润肺利咽，调和诸药，兼作使药。

2.湿热浸淫证
症状：四肢痿软，肢体困重，或微肿麻木，尤多见于下肢，或足胫热蒸，或发热，胸脘痞闷，小便赤涩；舌红苔黄腻，脉细数而濡。

治法：清热燥湿，通利筋脉。

新安方剂：加减二妙散。

《医宗金鉴·杂病心法要诀》治疗"两足痿软热难当"推荐加减二妙散（苍术、黄柏、萆薢、防己、当归、牛膝、龟板）。方中苍术辛苦而温，芳香而燥，直达中州，为燥湿强脾之主药；黄柏苦寒，入肝肾清下焦之湿热，标本同治，中下两全；萆薢、防己导湿热下行，由小便而出；当归、牛膝活血养血，化瘀血并补肝肾；龟板滋阴潜阳，补血养肾健骨。

3.脾胃亏虚证
症状：肢体痿软无力日重，食少纳呆，腹胀便溏，面浮不华，神疲乏力，舌淡，舌体胖大，苔薄白，脉沉细或沉弱。

治法：清热燥湿，通利筋脉。

新安方剂：藿香养胃汤。

徐春甫《古今医统大全·痿证门》治"脾胃虚弱，四肢痿，行立不能，由阳明虚，宗筋无所养，遂成痿"推荐藿香养胃汤［藿香、人参、白术、茯苓、陈皮、半夏曲、白芍、砂仁、神曲、甘草、薏苡仁（炒）］。方中藿香、白术温中开胃、健脾燥湿；人参补气扶元；半夏曲燥湿醒脾；茯苓渗湿气；神曲消滞气；甘草和胃温中气；砂仁醒脾调胃气；陈皮理气调中；薏苡仁利水渗湿；白芍养血敛阴。

4.肝肾亏损证

症状：起病缓慢，四肢痿弱无力，腰脊酸软，不能久立，或伴眩晕、耳鸣、遗精早泄，或月经不调，甚至步履全废，腿胫大肉渐脱，舌红少苔，脉沉细数。

治法：补益肝肾，滋阴清热。

新安方剂：虎潜丸。

程国彭《医学心悟·痿》指出"肾肝虚热，髓减骨枯，兼用虎潜丸主之"，用虎潜丸（龟板、杜仲、熟地黄、黄柏、知母、牛膝、白芍、虎骨、当归、陈皮、干姜）。方中虎骨（可用狗骨代替）壮筋骨、利机关；杜仲、熟地黄补肾益精；当归、白芍养血柔肝荣筋；黄柏、知母、龟板滋阴清热；少佐干姜以温中和胃；牛膝补肝肾，强筋骨；陈皮温中健脾。

思考题

1.新安医家认为痿证的病因病机是什么？

2.新安医家对痿证的治疗原则有哪些发挥？